JN044567

企業を知り尽くした産業医による具体的対策

企業 店舗 学校 施設

新型コロナの参考書

COVID-19

伊藤 博澄

医学博士 産業医

Designer 山本 百合子

はじめに

忘れもしません。2020年の初め、その頃、ニュースになっていた新型コロナについてどう思うか、訪問している企業の衛生委員会で尋ねられました。私は即座に、「これは、今まで想像もできなかった、大変なことになるでしょう」と、答えました。その頃はまだ、多くの人はそれほど深刻には考えていませんでしたので、私の反応は奇異に映ったかもしれません。しかし、その後、それは現実のものとなっていきました。

私は産業医として、長くさまざまな企業を見て参りました。率直に申しますと、私の見ている範囲では、多くの企業は今、何をすべきか、分かっていません。各分野の業界団体がガイドラインなどを出していますが、その実、どの業種のものも同じで、手洗いなどの注意に終始しています。これだけで本当に良いとは誰もが思えず、途方に暮れている状態です。しかし、企業、店舗などのような社会単位は、今ある危機と闘うに当たって、非常に有用なものになるはずです。

本当に、実効力を持たせるなら、もっと具体的なディレクションが必要です。例えば、感染者は即刻出社停止ですが、その情報を回す連絡網ができているか。仕事中に発熱した社員がいた場合、どう、対応するのか。指示命令系統はどうすべきか。どれほどの企業が具体的に備えているでしょうか。

しかし、そんな中、驚いたことがあります。日本中でマスクが無くなっていった頃でした。倉庫から6000枚のマスクを出してきた社員がいたのです。2009年の新型インフルエンザの流行時、必要な量を全社員数から割り出して6000枚とし、マスクを備蓄していたのです。

マスクの備蓄は、企業内では地味で、理解を得るに難しい案件です。この予算を通し、さらに備蓄場所を確保することは、簡単なようにみえますが、企業によっては不可能に近く難しいことでもあります。これを行なったキーパーソンは、外部の私の目からも極めて優秀だと感じていた女性の管理部門の担当者でした。

6000枚のマスクは一つの例ですが、企業はやろうと思えば何でもできるということの証明でもあります。

これから、ワクチンが導入されるとはいえ、まだまだ社会的に免疫が獲得されるまでには、時間がかかります。今までと同じでは社会を存続させていくことができません。さまざまな新しい習慣やルールが必要です。もし今回、新型コロナを収束させることができても、第二、第三の危機の可能性もあります。ここに書いたことは、単に今の問題をやり過ごすためだけのものではなく、次の危機に向けて新しい日常の形を示すものです。

国や医療機関だけがコロナに立ち向かう力があるのではありません。それぞれが日々所属する企業、学校、家庭のすべてが、手の届く範囲で備え、立ち向かうこと。それが、私たちの社会の底力となるということを信じております。

2020年　師走

伊藤　博澄

著者
伊藤 博澄

熊本大学医学部卒
医学博士
認定産業医
ユタ大学リサーチアソシエイト、国立大学医学部助教授を経て、企業の医務、健康管理部門等に勤務。
生命保険関連企業の立ち上げにも関わり、長年、企業の顧問として産業衛生に携わっている。
保険審査、賠償関連専門家
医科研究会株式会社　代表取締役
日本賠償科学会評議員

企画　デザイン
山本　百合子

グラフィックデザイナ
多摩美術大学　美術学部グラフィックデザイン専修
東京大学　大学院総合文化研究科　修士／社会科学

この本の読み方

この本は２つの構成になっています

コロナウイルスは社会で生きる者全員の問題です。子供からお年寄りまで皆で共通の理解をし、協力して対応していかなくてはなりません。例えば、介護施設では面会を断らなければなりません。利用者の家族、子供達に理解が求められるでしょう。職場で働く妻や夫、親たちはどのような防御をしているのか、それを具体的に知ることによって、安心もできます。しかし、人、それぞれ理解度には大きな差があります。

この本は、その理解度に応じて読めるよう、二つの視点から説明しています。ピンクのタイトルのページは一般の人にも簡単に理解できるよう、平易な文章で、イラストや図を多用しました。ブルーのタイトルのページは企業の人事や総務などの対策担当者や、大学生、あらかじめある程度の知識を持つ人、介護などの施設に従事する人などに向けて書いています。より具体的な詳細を記載し、必要に応じて出典資料や、公的機関などにアクセスできるよう、QR コードなども記載しました。
専門職の人が参考として読むだけでなく、学校運営者が生徒と読む、大学生の兄が小学生の弟と一緒に読むなど、幅広い読み方ができるでしょう。

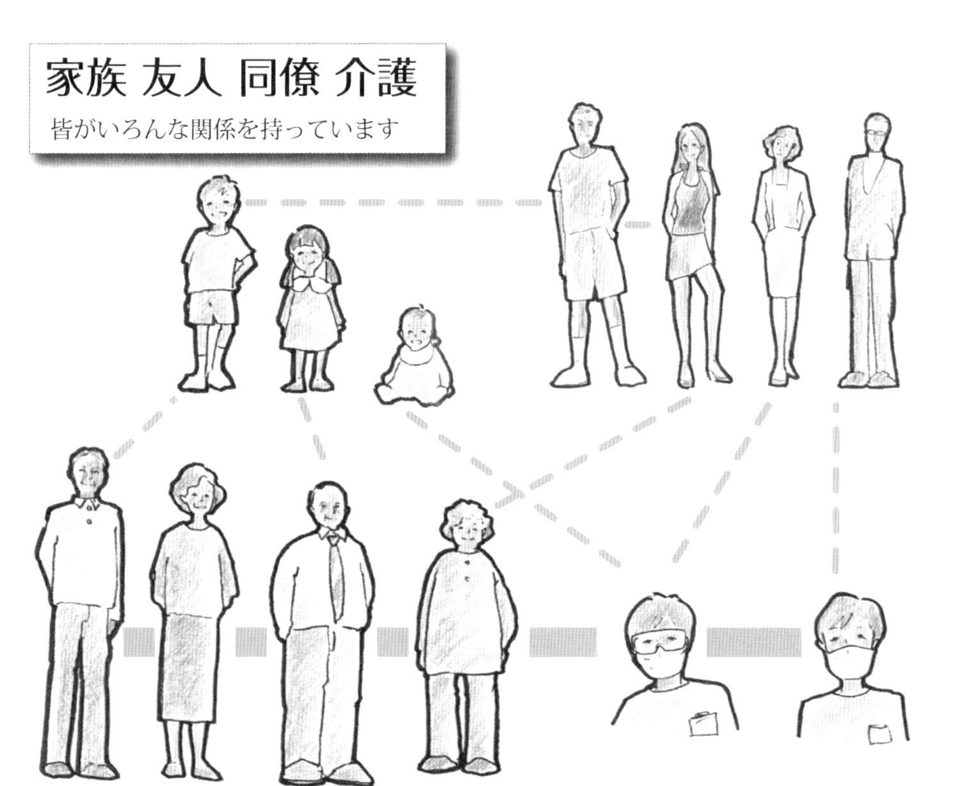

家族 友人 同僚 介護
皆がいろんな関係を持っています

■ ピンクのタイトルのページ

一般の方向けにイラストや図と平易な文章で構成しています。

■ ブルーのタイトルのページ

より専門的な内容を出典資料とともに記載しています。

今、直面するコロナの問題、そしてこれからのポストコロナに向けて、
皆で守り合っていきましょう。

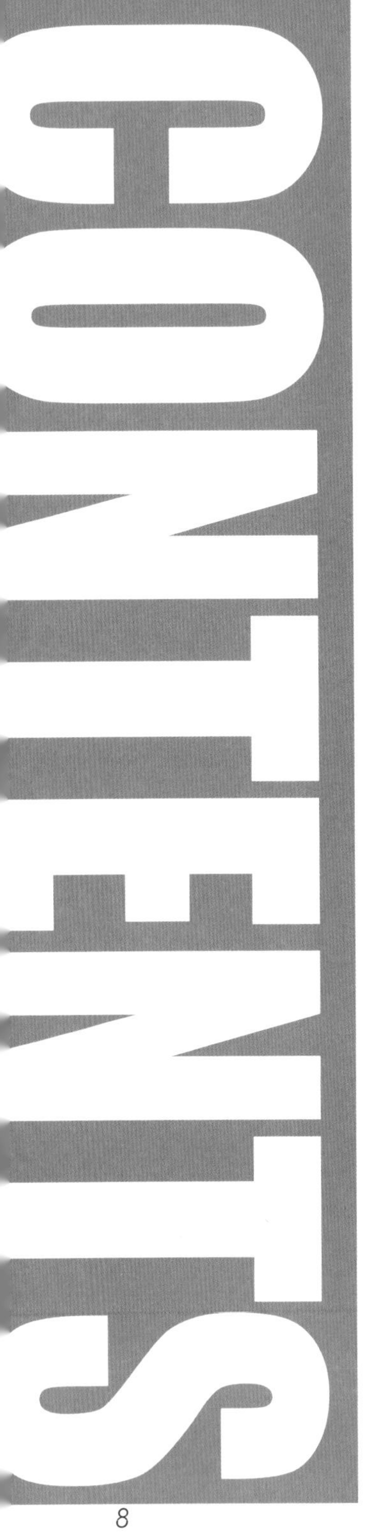

もくじ

第１章
コロナウイルスとは

コロナウイルスとは

昨今、ニュースなどでよく聞くコロナウイルス。
どのようなものなのでしょうか。
正しく知って、適切に恐れましょう。

● コロナウイルスとは

もともとコロナウイルスは一般的な風邪のウイルスとして知られていました。ところが2019年、非常に死亡率の高い新型コロナウイルス感染症（COVID-19）が発見されました。コロナウイルスには今までもいろいろな種類があったのです。分かっていないこともたくさんありますが、動物にも感染し、これから変化してゆく可能性もあります。ここでは、この新型コロナウイルス感染症（COVID-19）に関して、コロナと呼ぶことにします。

● コロナウイルスの大きさ

私たちの知る目に見えない小さなものに、花粉があります。毎年多くの人が花粉症でマスクをしていましたね。この直径の大きさは20-40ミクロンと言われています。1ミクロンは1ミリの1000分の1、0.001ミリです。人が会話やくしゃみをしたりした時、目に見えない飛沫が広がります。この大きさは概ね5ミクロン。そして病気や食中毒の原因となるような細菌の大きさは、1ミクロン。そして、コロナウイルスの直径の大きさは、0.1ミクロンです。
一方、マスクは空気を通し、これらの小さな目に見えないものを通さない働きがあるわけですが、さまざまな種類があります。その素材によって繊維の穴の大きさに違いがありますが、一般的なマスクは飛んでいるウイルスを防ぐことはできません。でも飛沫を捉えることによって、飛沫の中に含まれている細菌やウイルスを防ぐことができます。

■ ウイルスの大きさ

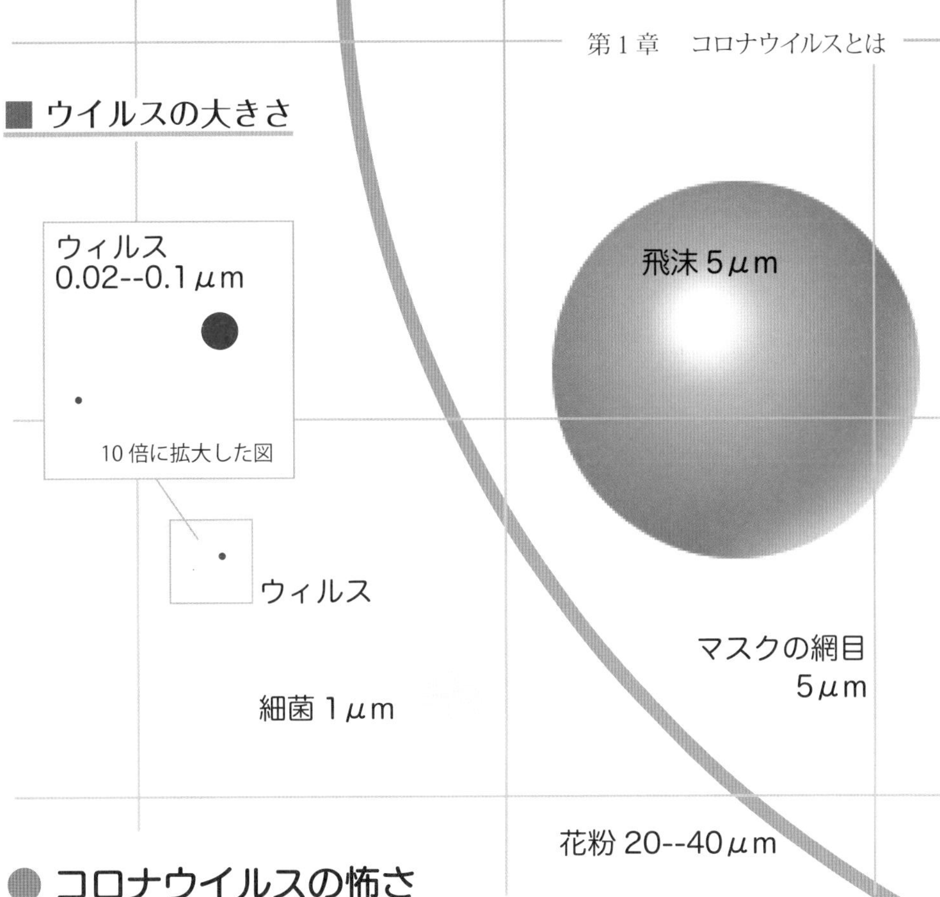

● コロナウイルスの怖さ

日本ではインフルエンザで毎年、1000 ～ 3000 人もの方が亡くなると言われています。現在のところ、コロナウイルスではこれよりもっと多くの方が亡くなると推定されています。特に高齢者や糖尿病、高血圧のようなもともとの病気を持った方はリスクが高くなります。

■ コロナにかかった人のうち軽症の割合

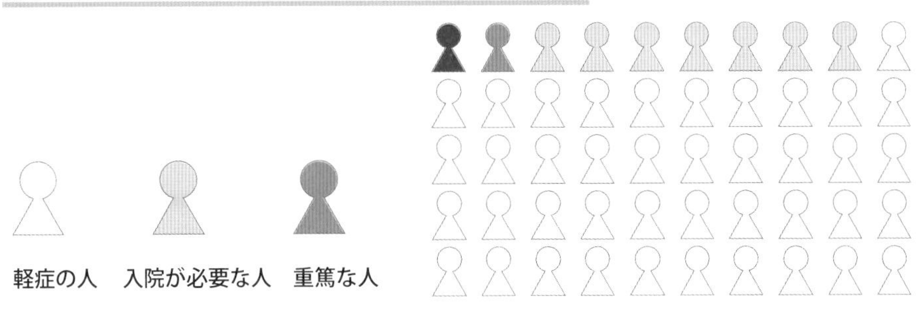

ミクロの脅威

コロナウイルスとは

そもそも、コロナウイルスとはどのような存在なのか。まだ多くは解明されていません。その中で今、分かっていることをまとめました。なお、新型コロナウイルス、およびその感染症（COVID-19）を、ここではコロナ、もしくはコロナウイルス感染症と表記します。

■ コロナウイルスとは

新型コロナウイルス感染症（COVID-19）の原因ウイルスであるSARS-CoV-2以外に、4種の風邪のウイルス（HCoV-229E、HCoV-OC43、HCoV-NL63、HCoV-HKU1）*1が知られています。風邪の10～15%（流行期35%）はこれらが原因とされると言われており、多くの場合は軽症です。この他、重症急性呼吸器症候群コロナウイルス（SARS-CoV）、中東呼吸器症候群コロナウイルス（MERS-CoV）なども存在しています。

また、動物コロナウイルスはペット、家畜や野生動物などのあらゆる動物に感染し、さまざまな疾患を引き起こすことも知られていますが、コロナウイルスの種特異性は高く、種の壁を越えて他の動物に感染することはほとんどないと言われていました。

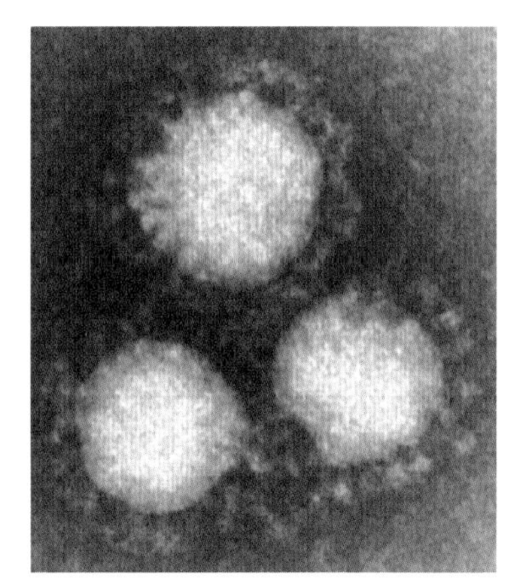

コロナウイルス
厚生労働省 *1

■ コロナウイルスの特徴

コロナウイルスは直径約100nmの表面に突起を持つ球形で、王冠（ギリシャ語で“corona”）に似ていることから名付けられました。ウイルス学的には、ニドウイルス目・コロナウイルス亜科・コロナウイルス科に分類されています。

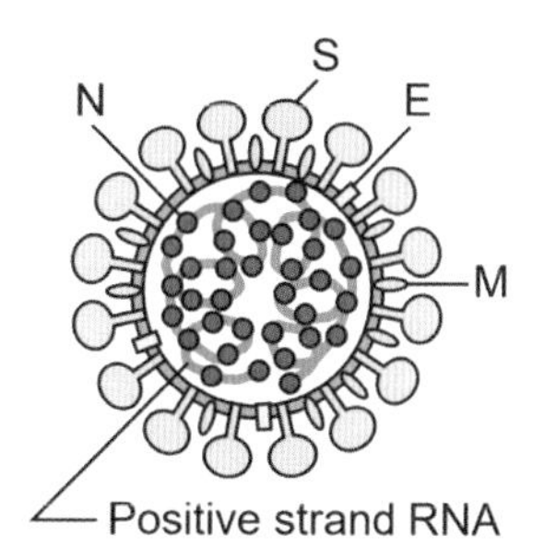

コロナウイルス
厚生労働省 *1

■ コロナウイルスの法的な取り扱い

2020年12月15日現在、COVID-19は2020年1月28日から2021年2月6日までの期限つきということで「指定感染症」となっています。新型インフルエンザ等対策特別措置法（平成24年法律第31号）に基づいて、緊急事態宣言が発動され、指定感染症、新型インフルエンザ等感染症として対応されます。*2

■ 指定感染症とは？

伝染病予防法での人権侵害の教訓から、患者等の人権を尊重しつつ、良質かつ適切な医療の提供を確保するために制定された法律です。迅速かつ適確に対応するため、感染症を「一類感染症」から「五類感染症」、「新型インフルエンザ等感染症」、「新感染症」、そして期限付きで運用できる「指定感染症」という8区分が設けられています。

---

*1
コロナウイルスとは（2020年1月10日掲載）, NIID 国立感染症研究所
https://www.niid.go.jp/niid/ja/kansennohanashi/9303-coronavirus.html
2020年12月27日閲覧

*2
指定感染症とは, コロナ専門家有志の会 / 政府対策本部の専門家会議や厚労省クラスター対策班等の関係者で組織された専門家の有志の会です。
https://note.stopcovid19.jp/n/n02ac1ce1d7cd
2020年12月27日閲覧

■ 感染率などの情報

厚生労働省によると、感染が確認された症状のある人の約 80％が軽症、24％が重症、6％が重篤となっており、重症化した約半数は回復しているとされています。*3 重症例でも最初は普通の風邪症状（微熱、咽頭痛、咳など）から始まります。その段階では重症化するかどうかの区別がつきにくいのですが、多くは、普通の風邪症状が出てから約 5 ～ 7 日程度で、症状が急速に悪化し、肺炎に至っています。

一方、インフルエンザも怖い病気であり、同様に高齢者における死亡率は高く、日本における年間の死亡者数は 3000 人に上る年もありますが、70 歳以上の死亡率は概ね 0.03%、重症化率も 0.06% と言われます。現時点でコロナとインフルエンザの致死率を単純比較すべきではありません。しかし、両者ともに恐れるに足るものであることは確かでしょう。＊ 4 *5

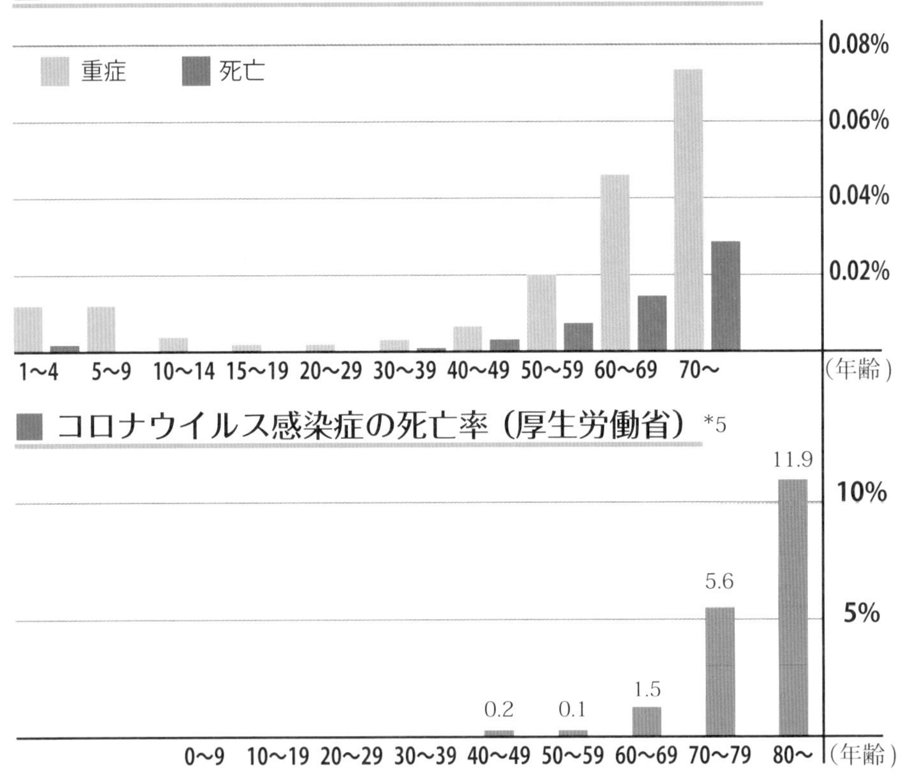

■ 感染経路

コロナは主に、飛沫によって汚染された表面などから感染し、換気の悪い環境では、咳やくしゃみなどがなくても感染すると言われています。*6 また、潜伏期にある無症状の方からの感染の可能性もあります。*7

■ 潜伏期・感染可能期間

WHO の報告では、潜伏期は 1 ～ 14 日間で、感染から 5 日程度で発症することが多いとしています。感染させる恐れのある期間は発症 2 日前から発症後 7 ~10 日間程度と考えられています。*8

---

*3
新型コロナ診療の手引き / 2 臨床像 厚生労働省
https://www.mhlw.go.jp/content/000668291.pdf　2020 年 12 月 27 日閲覧

*4
年代別にみた新型インフルエンザ感染者の入院率、重症化率、死亡率（厚生労働省） インフルエンザってそんなに怖いの？ 東京医科歯科大学難治疾患研究所　ウイルス治療学清水則夫 , http://www.tmd.ac.jp/mri/koushimi/shimin/shiryou012.pdf, 2020 年 12 月 27 日閲覧

*5
新型コロナウイルス感染症の年齢別致死率（新型コロナ診療の手引き）, 厚生労働省 , https://www.mhlw.go.jp/content/000668291.pdf
2020 年 12 月 27 日閲覧

*6
Scientific Brief: SARS-CoV-2 and Potential Airborne Transmission, Updated Oct. 5, 2020, CDC/ Centers for disease control and prevention, https://www.cdc.gov/coronavirus/2019-ncov/more/scientific-brief-sars-cov-2.html , Updated Oct. 5, 2020 /2020 年 12 月 27 日閲覧

*7
Coronavirus Disease 2019 HEALTHCARE WORKERS Interim Clinical Guidance for Management of Patients with Confirmed Coronavirus Disease（COVID-19）, CDC/ Centers for disease control and prevention,
https://www.cdc.gov/coronavirus/2019-ncov/hcp/clinical-guidance-management-patients.html, Updated Nov. 3, 2020 /2020 年 12 月 27 日閲覧

*8
Coronavirus disease 2019（COVID-19）Situation Report – 73 , WHO
https://www.who.int/docs/default-source/coronaviruse/situation-reports/20200402-sitrep-73-covid-19.pdf , 2020 年 12 月 27 日閲覧

■ 検査

1. 遺伝子増幅検査（PCR 法、LAMP 法）

固有の遺伝子を見つける検査で、非常に感度の高い方法ですが、専用の機器や熟練した技術が必要です。検査時間に 2 ～ 3 時間から数時間かかります。*9

2. 抗原検査

抗原検査はウイルスの抗原を検知して診断に導く検査で、PCR 検査とともに確定診断として用いることができます（2020 年 5 月 13 日）。専用の機器を必要とせず、かつ 30 分程度の短時間で判定できますが、多量のウイルスが必要となります。陽性なら新型コロナウイルス感染症と診断できますが、陰性の場合でも臨床経過から感染が疑われる場合、確定診断のためさらに PCR 検査などが必要な場合があります。*10

3. 抗体検査

過去に感染したかどうかが分かる検査です。陰性であっても抗体がまだできていない場合があり、「感染していない」とは言い切れず、行政検査では確定診断用には実施されていません。

■ 自費検査

厚生労働省は 2020 年 11 月 24 日、いわゆる自費検査に関して情報を更新しています。まず、行政検査の対象となる場合は、身近な医療機関などに相談しましょう。以下は厚生労働省の発表の抜粋です。*11

行政検査

発熱や咳などの症状がある方や、感染者の濃厚接触者であれば、保健所や医療機関において、自己負担なしで検査を受けることが可能です。

自費検査

仕事などで海外に行く場合や、帰省やイベントなど、私的な理由で検査したい場合は、費用を自己負担することで検査を受けることができます。

自費検査を受ける場合の注意

まず、検査機関で提供される検査の内容、費用、検査結果の通知に要する日数などの基本的な事項を事前に確認しましょう。
検査には、その性質上、実際には感染しているのに結果が陰性になること（偽陰性）や、感染していないのに結果が陽性になること（偽陽性）があります。
検査結果は検査時点での感染状況に関するものであって、陰性であっても、感染早期のためウイルスが検知されない可能性やその後の感染の可能性があるため、感染予防に努める注意が必要です。
検査機関によっては結果を通知するのみで、医師の診断を伴わない機関もあります。たとえ検査結果が陰性であっても、医師により感染していないと診断されない限りは、感染していないとは言えません。
また、陽性であった場合、検査機関から医療機関等に報告される場合もありますが、自分で受診相談センターまたは身近な医療機関に相談しましょう。

---

*9
新型コロナウイルス感染症の検査法について 倉敷平成病院だより
http://www.heisei.or.jp/blog/?p=14411
 2020 年 12 月 27 日閲覧

*10
SARS-CoV-2 抗原検出用キットの活用に関するガイドライン / 令和 2 年 5 月 13 日 / 令和 2 年 6 月 16 日改訂 厚生労働省新型コロナウイルス感染症対策本部
https://www.mhlw.go.jp/content/000640554.pdf
2020 年 12 月 27 日閲覧

*11
社会経済活動の中で本人等の希望により全額自己負担で実施する検査（いわゆる自費検査）について /2020 年 11 月 24 日更新 , 厚生労働省 ,
https://www.mhlw.go.jp/stf/seisakunitsuite/bunya/0000121431_00199.html
2020 年 12 月 27 日閲覧

■コロナウイルス 感染症の症状と経過

インフルエンザや感冒に似ており、初期にこれらとCOVID-19を区別することは困難です。多くの例では、入院までの期間は7日で、発熱、咳、倦怠感、呼吸が苦しいなどの症状を訴えています。下痢は約1割でみられ、その他、味覚症状（17.1%)、嗅覚障害（15.1%）も見られました。平均的入院期間は15日でした。*12

多くの場合は風邪症状などの軽症で、ほぼ1週間ほどで治ると言われていますが、肺炎の症状があり、入院治療が必要になる場合もあります。そしてそのうち、重症化する人の割合や死亡する人の割合は年齢によって異なりますが、以前と比べて低下しています。無症状を含む陽性者のうち、集中治療室での治療や人工呼吸器等による治療を行なった症例または死亡した症例の割合で、6月以降に診断された人の中では、重症化する人の割合は 約1.6%（50歳代以下で0.3%、60歳代以上で8.5%)、死亡する人の割合は 約1.0%（50歳代以下で0.06%、60歳代以上で5.7%）となっています。*13

■ コロナ感染後の経過のめやす

厚生労働省資料による

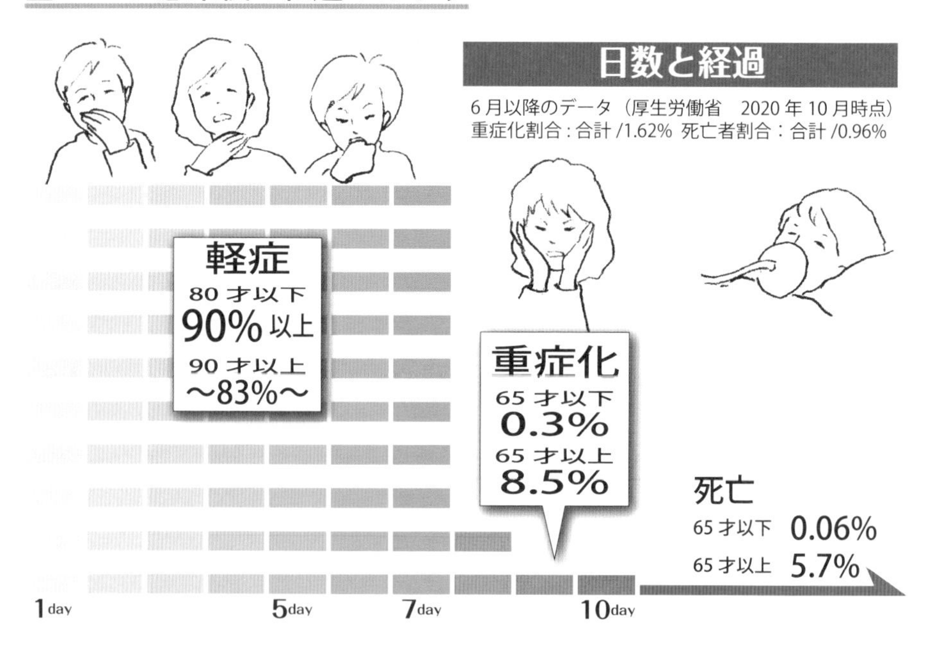

■ 重症化のリスクが高い者

高齢者や基礎疾患を持っている方が重症化しやすいと言われています。

■ 重症化しやすい条件

重症化のリスク因子

- 65 歳以上の高齢者
- 慢性閉塞性肺疾患 (COPD)
- 慢性腎臓病
- 糖尿病
- 高血圧
- 心血管疾患
- 肥満 (BMI 30 以上)

要注意な基礎疾患等

- 生物学的製剤の使用
- 臓器移植後やその他の免疫不全
- HIV 感染症 (特にCD4 <200 /L)
- 喫煙歴
- 妊婦
- 悪性腫瘍

■ いわゆる後遺症

海外の報告 *14 では、２ヵ月後も（平均 60.3 日後）関連の症状があったのは 87.4％でした。主なものとしては、倦怠感（53.1％）、呼吸困難（43.4％）、関節痛（27.3％）、胸痛（21.7％）で、その 44.1％は生活の不自由さを感じているとしています。

---

*12
新型コロナ診療の手引き / 2 臨床像 厚生労働省
https://www.mhlw.go.jp/content/000668291.pdf
2020 年 12 月 27 日閲覧

*13
（2020 年 11 月時点）新型コロナウイルス感染症の " いま " についての 10 の知識 , 厚生労働省
https://www.mhlw.go.jp/content/000699304.pdf
2020 年 12 月 27 日閲覧

*14
71.4% of 31 845 confirmed cases as of June 3, 2020/ Persistent Symptoms in Patients After Acute COVID-19, Angelo Carfì, MD1; Roberto Bernabei, MD1; Francesco Landi, MD, PhD1; et alfor the Gemelli Against COVID-19 Post-Acute Care Study Group/ JAMA. 2020;324（6）:603-605. doi:10.1001/jama.2020.12603 ,
https://jamanetwork.com/journals/jama/fullarticle/2768351, 2020 年 12 月 27 日閲覧

■ ワクチンについて

国は、新型コロナ感染症対策の重要な柱としてワクチン導入を捉え、法的な整備、必要なワクチンの確保、その接種体制を整えつつあります。以下、ワクチンに関しての 2020 年 12 月 20 日現在までの情報をまとめました。*15

● 法的な整備

予防接種法の臨時接種に関する特例を設けて市町村が実施し、費用は国が負担します。接種の勧奨を努力義務とすることは行ないません。健康被害については、予防接種法の現行の規定を適用し、製造販売業者等の損失に関しても、国が補償することを約する契約を結ぶことができるとしています。(令和２年12月９日公布)

● ワクチンの接種体制・流通体制の構築

基本的に国の指示のもと、都道府県の協力により、市町村において予防接種を実施します。希望する方は原則、住んでいる市町村の医療機関、市町村が設ける会場などで受けられます。

● ワクチンメーカーとの契約・合意の状況

国は 2021 年前半までに全国民分の数量を確保するため、企業との交渉・研究開発支援を実施してきましたが、2020 年 12 月中旬現在、合計 2 億 9,000 万回分に関して合意を得ています。(以下、薬事承認前であり全て予定)

- モデルナ社（米国）との契約（2020 年 10 月 29 日）
  来年上半期に 4000 万回分、来年第 3 四半期に 1000 万回分
- ファイザー社（米国）との基本合意（2020 年 7 月 31 日）
  2021 年 6 月末までに 6000 万人分（1 億 2000 万回分）
- アストラゼネカ社（英国）との契約締結（2020 年 12 月 11 日）
  2021 年初頭から 1 億 2000 万回分

そのほか、国内メーカーによっても開発が進められています。その中で、塩野義製薬、感染研 /UMN ファーマは、2020 年 12 月 16 日、第 1/2 相臨床試験を開始し、21 年末までに 3000 万人分の生産体制構築を目標としており、第一三共、東大医科研は、2021 年 3 月から臨床試験開始の意向としています。*16

● ワクチンの効果に関連する情報

下に日本が導入を進めているワクチンの効果についての、中間報告をまとめました。メーカーや対象によっても違いますが、95%の効果が期待できるというものもあります。主な副反応としては、局所の腫れ、倦怠感、筋肉痛などで、軽度と言っても良い範囲のものでしょう。また、例えばファイザー / ビオンテック社のワクチンは「65歳以上のワクチン有効率94%」とされ、高齢者にも効果があることが示唆されています。効果の持続期間に関しては、時期の関係上、3ヵ月までのみとなっていますが、6ヵ月後の中和抗体に関する研究もあります。*17*18

抗体の持続性に関する研究

横浜市立大学学術院医学群の山中教授らの研究グループは、新型コロナウイルス感染症に罹患した方を対象に、感染後6ヵ月および12ヵ月時点の抗ウイルス抗体および中和抗体を測定する研究を実施しています。その中間報告によると、感染して回復した376人の98%が、再感染を防ぐ「中和抗体」を半年後も保有していたとしています。これはワクチン接種で中和抗体ができた場合でも、長期間、中和抗体が体内に残る可能性を示唆していると考えられるでしょう。*19

■ ワクチンの種類に関して

開発企業	ファイザー ビオンテック	モデルナ	アストラゼネカ
方法	2回21日間隔	2回28日間隔	2回28日間隔
確保予定数	12,000万回分	10,000万回分	12,000万回分
第3相試験データ			
参加者数	43,000人	30,000人	23,848人
若年者登録数	12才以上	18才以上	---
高齢者登録数	56--85才40%以上	56--85才40%以上	---
予防効果	95%	94.5%（中間解析）	～90%
内容	ワクチン群罹患者8人 プラセボ群罹患者162人	ワクチン群罹患者5人 プラセボ群罹患者90人	ワクチン群罹患者0人（入院） プラセボ群罹患者10人（入院）
重症者データ	ワクチン群罹患者1人 プラセボ群罹患者9人	ワクチン群罹患者0人 プラセボ群罹患者11人	ワクチン群罹患者0人 プラセボ群罹患者2人(1人死亡)
高齢者有効率	94%（65歳以上）	---	---
初回副反応	---	局所の腫れ (2.7%)	---
2回目後副反応	倦怠感 (3.8%)　頭痛 (2.0%)	倦怠感 (9.7%), 筋肉痛 (8.9%) 関節痛 (5.2%), 頭痛 (4.5%) 疼痛 (4.1%) 接種部の発赤 (2.0%)	---

*15
新型コロナウイルスワクチンの接種体制・流通体制の構築について , 厚生労働省
https://www.mhlw.go.jp/content/10906000/000703859.pdf
2020 年 12 月 27 日閲覧

*16
コロナワクチン開発の進捗状況（国内開発）< 主なもの >, 厚生労働省
https://www.mhlw.go.jp/content/000702790.pdf
2020 年 12 月 27 日閲覧

*17
2 つの新型コロナウイルスワクチン　これまでに分かっていることとまだ分かっていないこと , 忽那賢志 | 感染症専門医 11/22（日）11:09,
https://news.yahoo.co.jp/byline/kutsunasatoshi/20201122-00209031/
2020 年 12 月 27 日閲覧

*18
Safety and efficacy of the ChAdOx1 nCoV-19 vaccine（AZD1222）against SARS-CoV-2: an interim analysis of four randomised controlled trials in Brazil, South Africa, and the UK, Merryn Voysey, DPhil
Published:December 08, 2020
https://www.thelancet.com/journals/lancet/article/PIIS0140-6736（20）32661-1/fulltext
2020 年 12 月 27 日閲覧

*19
新型コロナウイルス感染症回復者のほとんどが、6 ヵ月後も 抗ウイルス抗体および中和抗体を保有していることが明らかに , 横浜市立大学 ,
https://www.yokohama-cu.ac.jp/news/2020/20201202yamanaka.html
2020 年 12 月 27 日閲覧

第２章
ウイルス対策の基本

手洗いとマスクの基本

コロナウイルスへの対応は、
手洗い、マスクが基本です。
でも、正しく使用しないと効果がありません。

毎日の基本

屋外に出る時はもちろん、家の中で、自分や家族が知らない間に感染している場合もマスクや手洗いで防ぐことができます。

マスクのつけ方

マスクは正しくつけなければ効果がありません。使用した後はきちんと捨てましょう。

マスクのつけ方

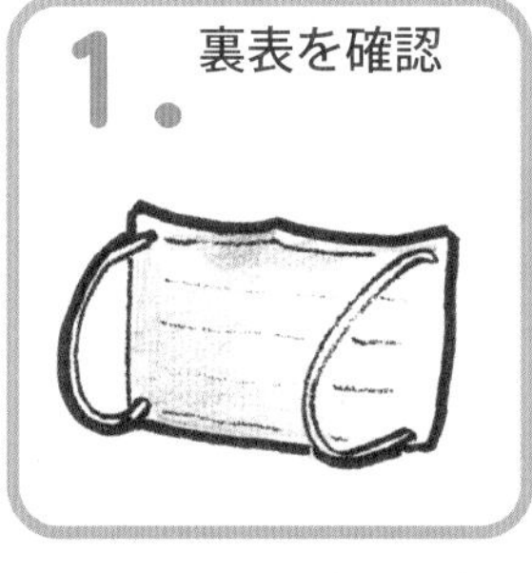
1. 裏表を確認

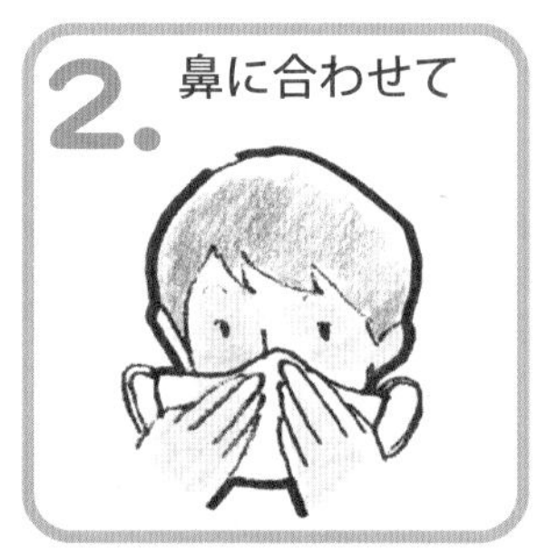
2. 鼻に合わせて

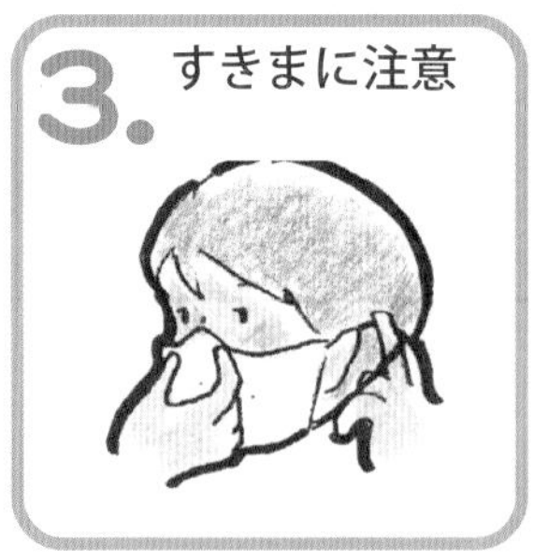
3. すきまに注意

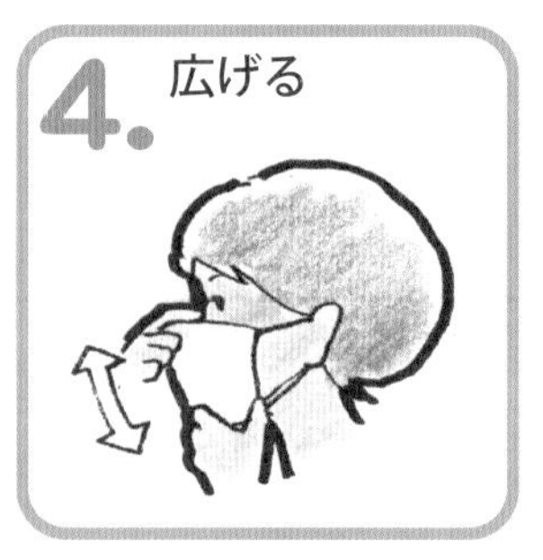
4. 広げる

はずした後は二つに
折って捨てます。

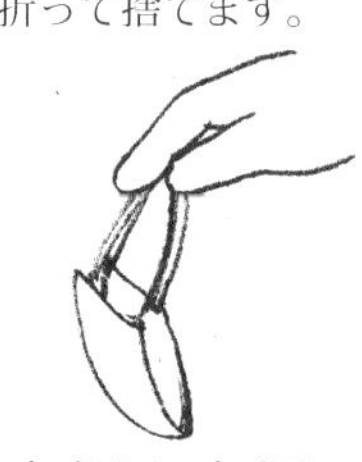

裏側を内側に
二つに折って

正しい手洗いとは？

コロナウイルスは石鹸で取り除くことができます。図のようにしっかりと、そしてこまめに洗いましょう。

■ 手洗いの方法

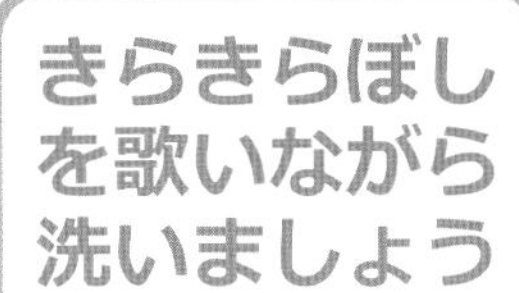

リズムに合わせて
30 秒！

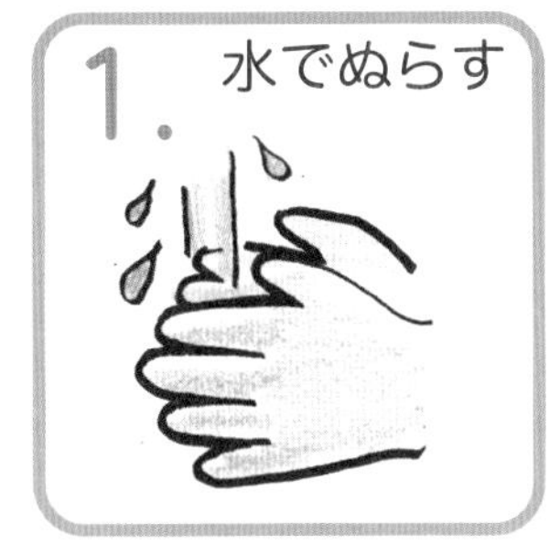

2.
せっけんで
あわだてる

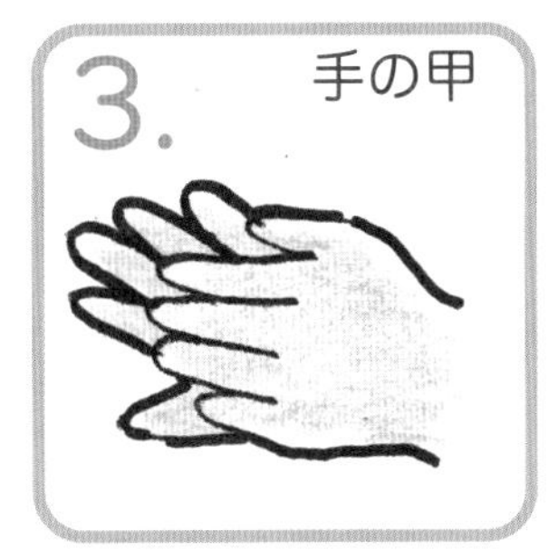

4.
手のひら
と指先

5.
指の間

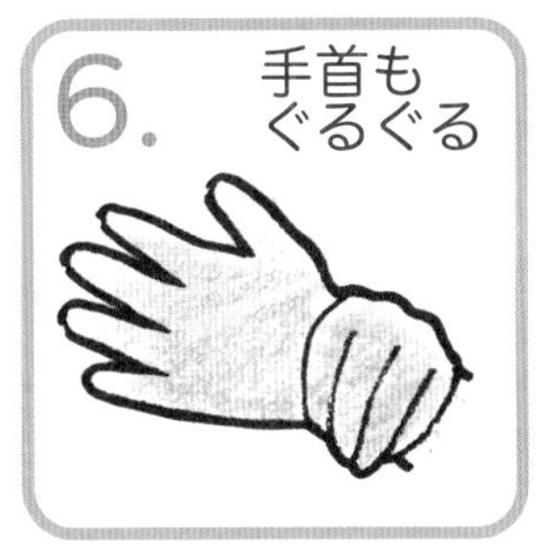

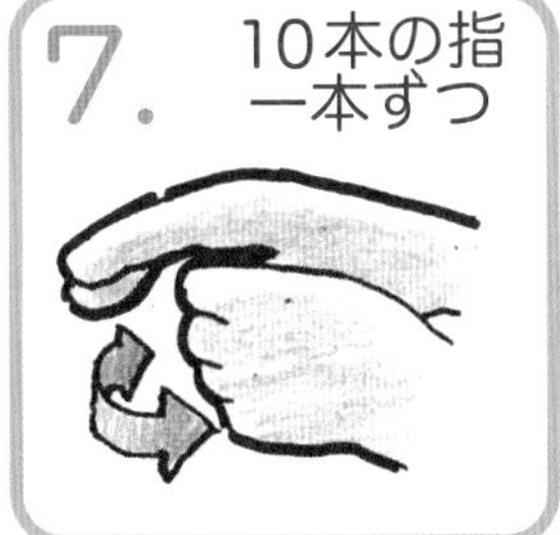
7.
10本の指
一本ずつ

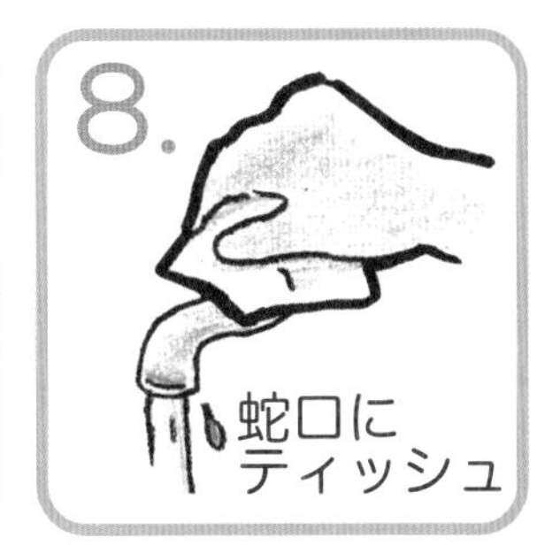
8.
蛇口に
ティッシュ

除菌の基本

コロナウイルスからの感染をふせぐためには
さまざまな洗剤や除菌剤などがあります。
適切な方法で使用しましょう。

● コロナウイルス対策

食器・手すり・ドアノブなど身近な物の消毒には、熱水や塩素系漂白剤などが有効です。適切に使用しましょう。

■ 身近な家具類や品物の消毒

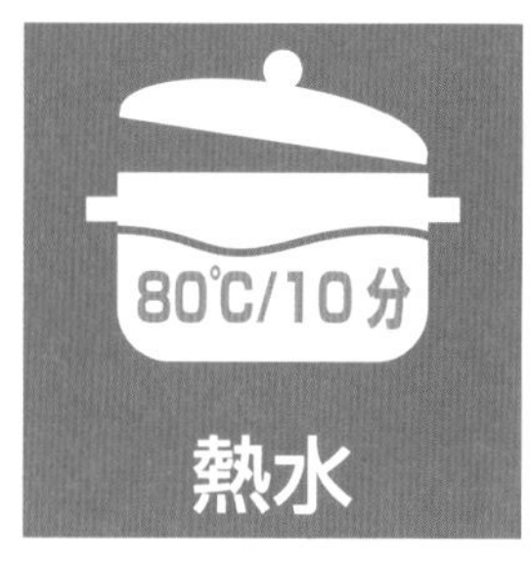

80°Cの熱水に10分間さらすと食器などの消毒ができます。

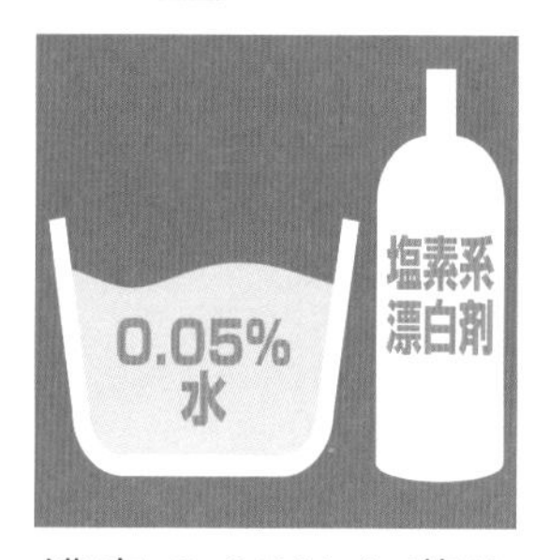

濃度0.05%に薄めた上で拭くと消毒ができます。

有効な界面活性剤が含まれる「家庭用洗剤」で消毒ができます。

● アルコール

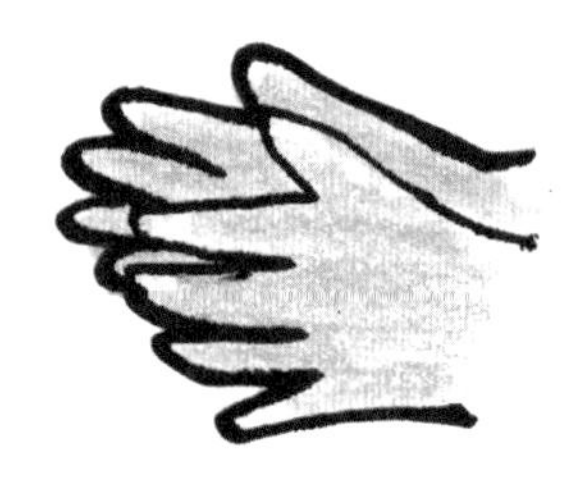

手洗いの代わりにアルコール消毒液も有効です。濃度70%以上95%以下のエタノールを手によくすりこんで、そのまま乾かして使用します。

注意：

○ アルコールに過敏な方は使用を控えてください。

○ 引火性があります。空間噴霧は絶対にやめてください。

コロナウイルスに効果的な洗剤

洗剤に含まれる界面活性剤で新型コロナウイルスが効果的に除去できます。家庭にある洗剤（台所用洗剤など）を使って、身近な物の消毒をしましょう。キッチンペーパーや布などにしみこませて一方向にしっかり拭き、５分程度たってから、水拭きして使います。

■ 台所用洗剤のうすめ液の作り方

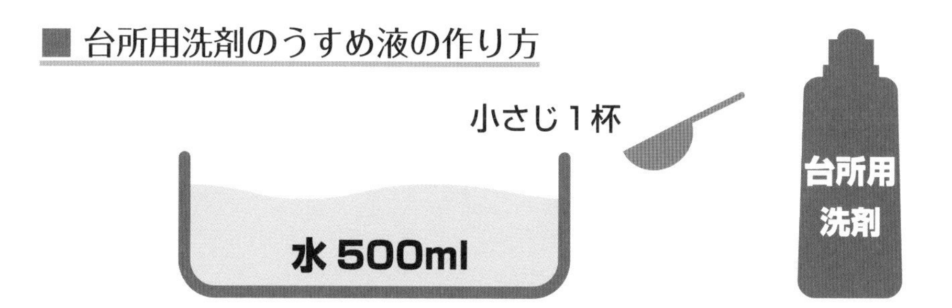

■ 次亜塩素酸ナトリウムの 0.05% 溶液の作り方

メーカー	商品名	作り方
花王	ハイター / キッチンハイター	水 1L に本商品 25mL 付属キャップ 1 杯
カネヨ石鹸	カネヨブリーチ / キッチンブリーチ	水 1L に本商品 10mL 付属キャップ 1/2 杯
ミツエイ	ブリーチ / キッチンブリーチ	
イオン / トップバリュ	キッチン用漂白剤	
西友 / リヴィン等	台所用漂白剤	水 1L に本商品 12mL 付属キャップ 1/2 杯
セブン＆アイ・ホールディングス	キッチンブリーチ	水 1L に本商品 10mL 付属キャップ 1/2 杯

- 手指・皮膚には使用しないでください。
- 作り置きした液は効果がなくなるので、その都度使い切りましょう。
- プラスチックを拭いた場合、すぐに水拭きしましょう。
- 水がしみこむ材質、塗装面などはシミになるおそれがあります。

ウイルスから守る方法

日々の暮らしの中で
掃除や洗濯など、
どのように注意したら良いでしょうか。

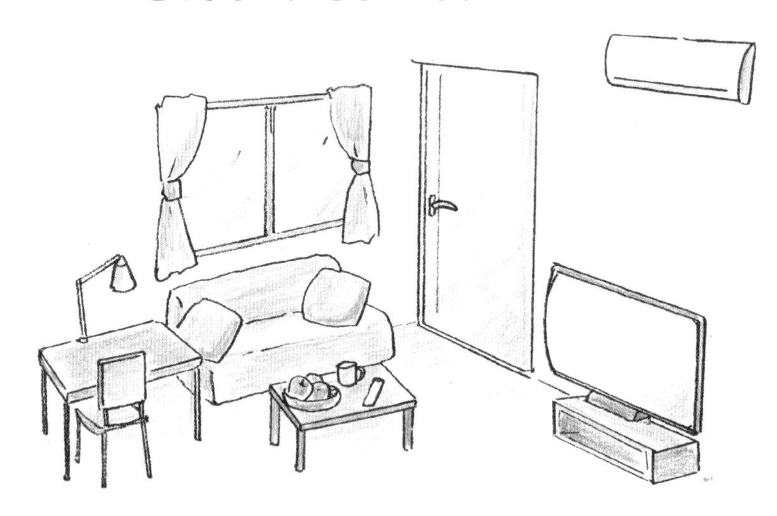

家の中で

■ 掃除のしかた

できるだけマスクや手袋をして行ないましょう。
掃除の前、後には必ず手を洗いましょう。
掃除の前、後、掃除中も換気をしましょう。
複数の人の触れる場所は丁寧に拭き取りましょう。
できれば除菌効果のある洗剤などを使用しましょう。

■ 居室の掃除

ドアノブや窓やドア付近、電気のスイッチなど外から帰った時に触れる場所、頻繁に触れるテレビのリモコンや電話、エアコンのスイッチなども念入りに拭きましょう。その他、どんな所が必要でしょうか。チェックシートを作ると便利です。

■ トイレの掃除

ドアノブや電気のスイッチ、手すりなど、人が頻繁に触れる場所を中心にこまめに拭き掃除をしましょう。

● トイレの掃除チェック！

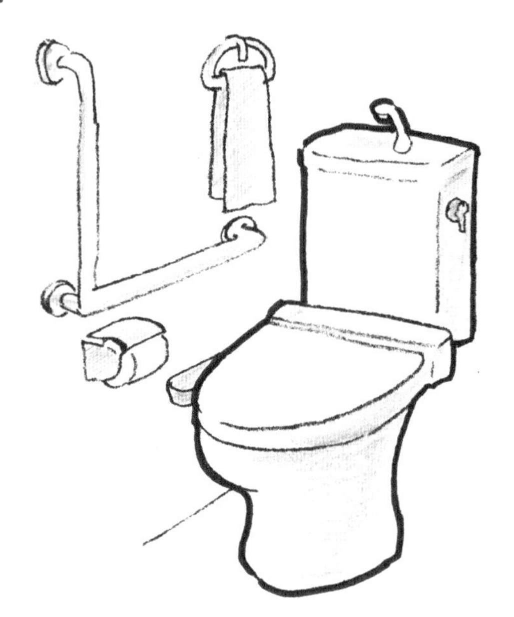

□ 水栓レバー
□ シンク
□ 蛇口
□ 便器の蓋
□ 便器
□ 便座
□ 手すり
□ ペーパーホルダー
□ ウォシュレットボタン
□ 床（壁）
□ ドアノブ

■ 洗濯のしかた

汚れた洗濯物は、できるだけ触れないようにして、洗濯機の中に入れます。その後は、普通に洗剤を使って洗濯をすれば大丈夫です。干すか、乾燥機等で完全に乾かしてしまいましょう。アイロンがけも効果的です。

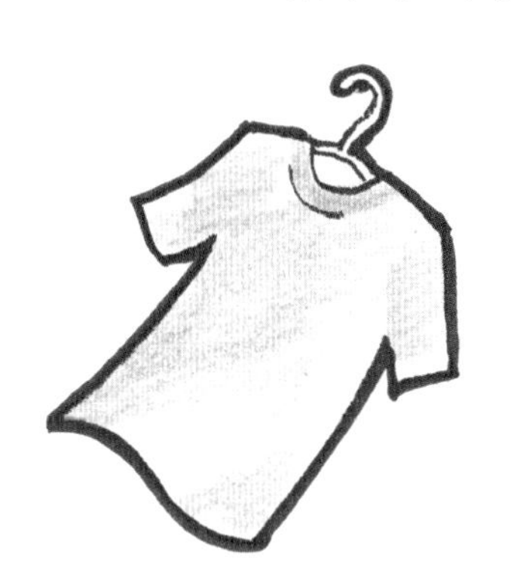

コロナウイルス

日常での感染対策

多くの方が集まる場所では、一度感染者が出ると、関係する人々に大きな影響が出ます。特に高齢者などリスクの高い方等が多い場合は注意が必要です。ここでは日頃からどのような注意を行ないえばよいかまとめました。

■ 家庭内での対策

生活者としての私たちは私人として暮らしながら、職業人として、企業や店舗、学校などに通っています。毎日の衣食住への対応の中で、感染リスクを防ぐことが重要です。学校や仕事場などは不特定多数と接触する機会が多く、感染のクラスターとなってしまう場合があります。また、外から持ち込んだものを、家族に広げてしまうリスクもあります。
基本は手洗いとマスクです。外から帰ったら、まず、手洗い、うがいをし、水際でウイルスを防ぐことが最も重要です。できれば玄関でコートを脱ぎ、カバンなどは室内に持ち込まず、携帯電話なども消毒してから使用しましょう。

■ コロナウイルスの残存期間

ウイルスの残存条件は、温度や湿度、汚染された物質の表面の種類などの環境に左右され、ウイルスの種類によって乾燥に対する耐性にも違いがあると言われています。世界中でいくつもの研究が発表されていて、多少残存期間にも差があります。次の表は複数のものをまとめています。*1 この残存期間を超えたものは、ある程度安全であると考えられるでしょう。
また、厚生労働省は、食品（生で喫食する野菜・果実や鮮魚介類を含む）を介して感染したとされる事例は報告が無いとしています。*2 しかし人の皮膚の表面上では９時間程度生存するという結果も出ており､注意が必要です。例えばもし、ウイルスがついている手で顔を触れた場合、手を洗った後も顔の上では何時間もウイルスが生存しているということになります。*3

■ コロナウイルスの残存期間のめやす　（WHO 他）

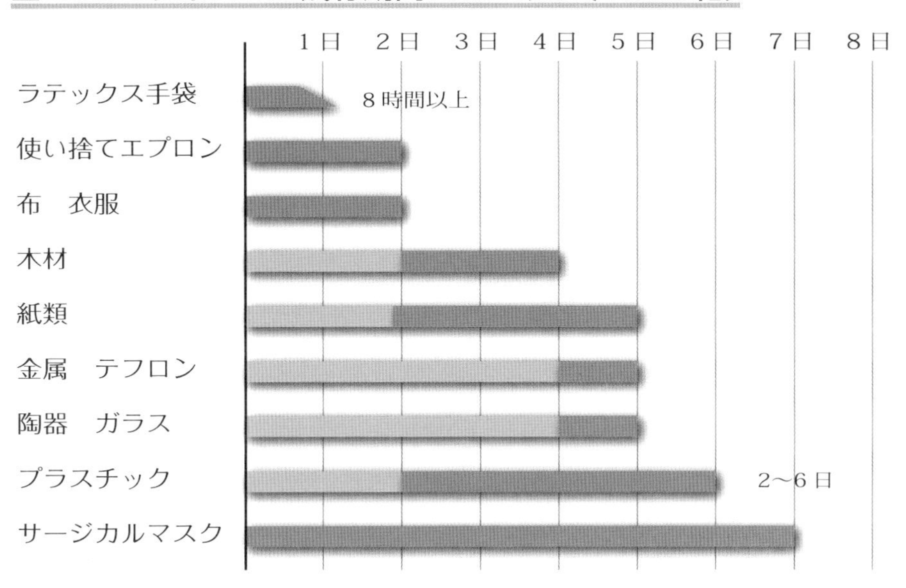

---

*1
コロナウイルスの生存期間 /“ 病院感染ジャーナル Journal of Hospital Infection” 訳文
公益社団法人　宮崎市郡医師会の BLOG 新型コロナウイルスの物の表面での生存期間　2020 年 4 月 24 日 , https://kc-i.jp/activity/kwn/yamada_s/20200519/
https://blog.goo.ne.jp/cabinet_new_wave/e/2062e176aa92d9fcf765d20554ed8c88,
2020 年 12 月 27 日閲覧

*2
ヒトの皮膚上に存在する新型コロナウイルスの生存期間を解明 , 京都府立医科大学大学院医学研究科 ,https://www.kpu-m.ac.jp/doc/news/2020/20201005.html, 2020 年 12 月 27 日閲覧
ー
*3
新型コロナウイルスに関する Q&A（関連業種の方向け）/ 令和２年７月 29 日時点版
１　食品等取扱い事業者の方へ , 厚生労働省
https://www.mhlw.go.jp/stf/seisakunitsuite/bunya/kenkou_iryou/covid19_qa_kanrenkigyou.html#Q1-1 , 2020 年 12 月 27 日閲覧

■ 消毒、除菌方法の基本

	有効な消毒・除菌方法		
手指	水とせっけんでの洗浄		
	アルコール消毒液	エタノール / 濃度 70%以上 95% 以下	
	界面活性剤(家庭用洗剤等)		
	次亜塩素酸水 (酸性)	適切な濃度の市販品を使用	
モノ	水と石けんでの洗浄		
	熱水	80℃で 10 分間	
	アルコール消毒液	エタノール / 濃度 70%以上 95% 以下	
	次亜塩素酸水(酸性)	拭き掃除：有効塩素濃度 80ppm～200ppm 以上（ジクロロイソシアヌル酸ナトリウムを水に溶かした製品の場合は 100ppm 以上）の次亜塩素酸水をたっぷり使って表面を濡らし、20 秒以上おいて拭き取る。	
	次亜塩素酸ナトリウム水溶液(アルカリ性)	塩素系漂白剤を濃度 0.05% に薄めて拭き、その後水拭きする	
	界面活性剤（洗剤）	直鎖アルキルベンゼンスルホン酸ナトリウム	0.1% 以上
		アルキルグリコシド	0.1% 以上
		アルキルアミンオキシド	0.05% 以上
		塩化ベンザルコニウム	0.05% 以上
		塩化ベンゼトニウム	0.05% 以上
		塩化ジアルキルジメチルアンモニウム	0.01%以上
		ポリオキシエチレンアルキルエーテル	0.2%以上
		純石けん分（脂肪酸カリウム/脂肪酸ナトリウム）	0.22%以上
		純石けん分（脂肪酸ナトリウム）	0.22%以上

＜注意事項＞

それぞれの薬品に過敏な者は使用を控えること。

アルコール：引火性有り。空間噴霧は厳禁。

次亜塩素酸ナトリウム水溶液・次亜塩素酸水：両者の併用、混合は厳禁。

目や口等に入ったり、皮膚についたりしないよう注意する。

金属製ものに使用すると腐食の可能性がある。

■ 感染対策に使用できる製品など

「医薬品・医薬部外品」の消毒剤や除菌剤でも、そのすべてに、新型コロナウイルスに対して、消毒効果が期待できるわけではありません。使用方法、有効成分、濃度、使用期限などを確認し、情報が不十分な場合には使用を控えるべきでしょう。

新型コロナウイルスの外膜は、エンベロープで包まれています。エンベロープは脂質、つまり油脂なので、手指など肌には新型コロナウイルスは消毒用エタノール（約80%）や石けん、物質の表面には次亜塩素酸ナトリウムなどで不活性化することができるとされています。ただし、空間除菌に関してのエビデンスは今のところありません。*4

● 手洗いのエビデンス

手や指に付着しているウイルスの数は、流水による15秒の手洗いだけで100分の1に、石けんやハンドソープで10秒もみ洗いし、流水で15秒すすぐと1万分の1に減らせるといわれています。*5

---

*4
新型コロナウイルスの消毒・除菌方法について, 厚生労働省・経済産業省・消費者庁特設ページ, https://www.mhlw.go.jp/stf/seisakunitsuite/bunya/syoudoku_00001.html,
参考：
NITE が行なう新型コロナウイルスに対する消毒方法の有効性評価に関する情報公開, 独立行政法人製品評価技術基盤機構
https://www.nite.go.jp/information/koronataisaku20200522.html,
「次亜塩素酸水」を使ってモノのウイルス対策をする場合の注意事項, 経済産業省
https://www.meti.go.jp/press/2020/06/20200626013/20200626013-4.pdf
○ NITE 検討会報告書
https://www.nite.go.jp/information/koronataisaku20200522.html
問い合わせ先
○ 一般的な消毒方法について / 厚生労働省　コールセンター
0120-565-653 / 受付時間：9時～21時（土日祝日も実施）
○ 独立行政法人　製品評価技術基盤機構における検証結果（界面活性剤、次亜塩素酸水による物品に対する消毒）について経済産業省　コールセンター　0570-550-612 / 受付時間：9時～17時（土日祝日を除く）
2020年12月27日閲覧

*5
手洗いの時間・回数による効果, 厚生労働省, https://www.mhlw.go.jp/file/06-Seisakujouhou-11130500-Shokuhinanzenbu/0000105095.pdf,
2020年12月27日閲覧

■ 空気中のウイルス対策

換気：室内温度が大きく変化しないよう注意し、定期的な換気を行ないます。窓の場合、２方向の窓を開けて風の流れを作り、１時間に２回以上、数分間程度、全開にしましょう。現在、屋内、屋外ともに人がいる環境で、消毒や除菌効果を謳う商品を空間噴霧して使用することは推奨されていません。

■ その他のコロナウイルスの不活性化

紫外線も不活性化に有効であるという研究もあります。プラスチック上の乾燥した環境において、照度 0.1mW/cm^2 の 222nm 紫外線を 30 秒間照射で 99.7% の新型コロナウイルス不活性化が確認されています。波長 222nm 紫外線は、一般的に殺菌などに使用されている波長 254nm 紫外線と比較して人の目や皮膚に安全とされているものです。*6

---

*6
論文情報
掲載誌： American Journal of Infection Control
論文タイトル：
Effectiveness of 222 nm ultraviolet light on disinfecting SARS-CoV-2 surface contamination
著者名：Hiroki Kitagawa, Toshihito Nomura, Tanuza Nazmul, Omori Keitaro, Norifumi Shigemoto, Takemasa Sakaguchi, Hiroki Ohge
DOI: 10.1016/j.ajic.2020.08.022

参考
実験に使用された紫外線照射装置：Care222TM（KrCl エキシマランプより出力された紫外線をフィルターにより狭波長とした 222nm をピークとする 200 ～ 230nm 領域の紫外線ランプ、ウシオ電機株式会社）

■ コロナの感染が疑われる家族がいる場合の注意点

感染者は原則として病院に入院することとされています。しかし、疑わしいと感じてから受診し、検査結果が出て、入院先が決まるまでに何日間か自宅で待機しなければならない場合があります。また、濃厚接触者となった場合も、家族と一緒に生活することとなるでしょう。
濃厚接触者とは、感染者がその症状が出た 48 時間前に遡って調査し、適切な防御策無しに、接触があった方とされています。それは即ち、ある日突然、誰もが濃厚接触者となってしまうことがありえるということでもあります。常日頃から家庭内であっても、適切な対策を行なうことが重要であるわけですが、特に、不特定多数の方や高齢者に接する仕事をしている場合は、厳重な注意をするべきでしょう。*7

● 感染者の世話

感染者は極力部屋から出ないよう制限しますが、窓があるなど、換気の良い個室が望ましいでしょう。共有スペース（トイレ、バスルームなど）の利用を最小限としますが、使用後は窓をしばらく開けたままにするなど換気を十分に行ないましょう。止むを得ない場合も感染者から少なくとも 2 メートル以上の距離を保つようにして、顔を近づけないなどの工夫をします。*8

---

*7
新型コロナウイルスの感染が疑われる人がいる場合の家庭内での注意事項（日本環境感染学会とりまとめ）, 厚生労働省
https://www.mhlw.go.jp/stf/seisakunitsuite/newpage_00009.html, 2020 年 12 月 27 日閲覧

*8
医療機関における新型コロナウイルス感染症への対応ガイド 第 3 版 , 一般社団法人 日本環境感染学会 ,
http://www.kankyokansen.org/uploads/uploads/files/jsipc/COVID-19_taioguide3.pdf
新型コロナウイルス感染症に対する感染管理 (改訂 2020 年 6 月 2 日), 国立感染症研究所 . 国立国際医療研究センター ,
https://www.mhlw.go.jp/content/000635967.pdf,
2020 年 12 月 27 日閲覧

● 家族全員がマスクをし、うがい・手洗いをこまめに

感染者、家族の両方がマスクを着用します。使用したマスクは、他の部屋に持ち出さずに部屋の入口に置くか、すぐに捨てます。また、全員がこまめに石鹸を用いた手洗い、もしくはアルコール消毒をしましょう。

● 取っ手、ドアノブなどの共用する部分を消毒する

共用するトイレや風呂はこまめに掃除をします。タオルや食器、箸、スプーンなどの共有は厳禁ですが、洗濯や食後の食器洗いを別洗いしたりする必要はありません。通常の洗濯や洗浄を行ないます。
ウイルスは物についてもしばらく生存しているため、ドアの取っ手やノブ、ベッド柵には注意が必要です。0.05％の次亜塩素酸ナトリウム（薄めた漂白剤）で拭いた後、水拭きするか、アルコールで拭きます。トイレや洗面所の清掃は、市販の家庭用洗剤を使用し、すすいだ後に、0.1％の次亜塩素酸ナトリウムを含む家庭用消毒剤を使用すると効果的です。*9

● ゴミは密閉して捨てる

鼻をかんだティッシュなどはすぐにビニール袋に入れ、室外に出すときは密閉して捨てます。ゴミに触れたあとは確実に手洗いを行ないましょう。
ご家族、同居している方は既に感染している可能性があります。感染者の症状が軽快してから14日間経過するまでは、こまめに健康状態をチェックするようにしましょう。職場や学校に行く時など外出する際はマスクを着用して、手洗いをこまめに行ないます。

---

*9
新型コロナウイルス感染症対策を踏まえた宿泊施設の清掃等マニュアル / 令和2年4月27日作成 ,（公社）全国ビルメンテナンス協会 ,https://www.j-bma.or.jp/wp-content/uploads/2020/05/ 新型コロナウイルス感染症対策を踏まえた宿泊施設の清掃等マニュアル .pdf, 2020年12月27日閲覧

第３章
職場などでのウイルス対策

三密の具体的対策

三密とは、
密閉、密集、密接を意味します。
では具体的にはどの程度であれば、
「密」と言えるのでしょうか。

● 三密を避ける理由

もし、友人や同僚が、今、突然熱を出して、コロナだと診断されたら、48時間前に遡って、一緒に過ごした人に連絡がきます。そして、適切な防護策が無く、一定時間以上一緒にいた人は「濃厚接触者」で、自宅待機となります。健康な人としか会っていないと思っていても、ある日突然、「濃厚感染者」となるかもしれません。ですから、いつも心がけていることが大切なのです。

● 飛沫と距離

人がくしゃみや咳をした時、話している時などには目に見えない飛沫が飛んでいます。息の中にも含まれています。では、その飛沫の飛ぶ距離とはどのくらいなのでしょうか。呼吸では50センチ、話している時は1メートル、咳の場合は2メートル。突然、咳をされたと考えると、安全なソーシャルディスタンスは2メートルということになります。でも、話をしているだけだったら、1メートル。マスクをすればこの距離はもっと小さくなります。
とは言え、食事の時はマスクを外します。レストランなどのテーブルは80センチから1.5メートルぐらいです。横に座ればもっと近くなりますが、お互い前を向いて話せば飛沫がかかるのを抑えられます。

■ 飛沫の飛ぶ距離

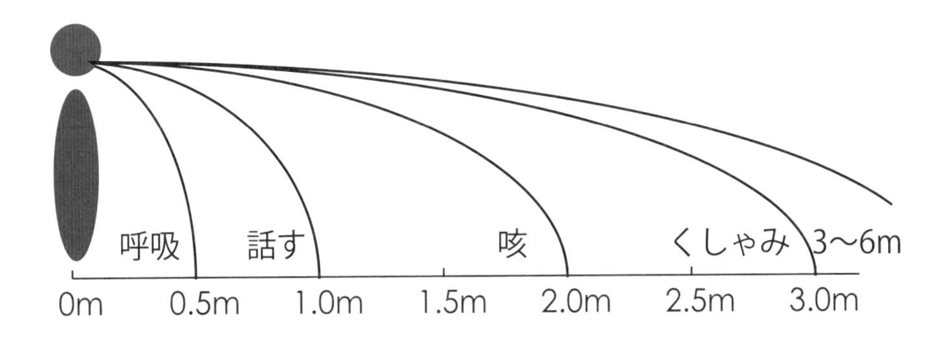

● 密閉と密集

人が密集するとはどのような状態でしょうか。窓のない大きな部屋に10人と、小さな部屋に３人。どちらの方が密なのでしょうか。大きな窓が一つ開いているのと、小さな窓が二つ開いているのとではどちらが閉鎖的でしょうか。比べるのは難しいですね。でも良い方法があります。二酸化炭素濃度です。CO_2 モニターでは、人の数、換気の状態によって、即座に濃度が変化するのが分かります。外の CO_2 の値と室内、自分のいる場所との差を見ると、どの程度の三密度合いなのか、数字でチェックすることができます。

■ 市販の CO_2 モニター（例）

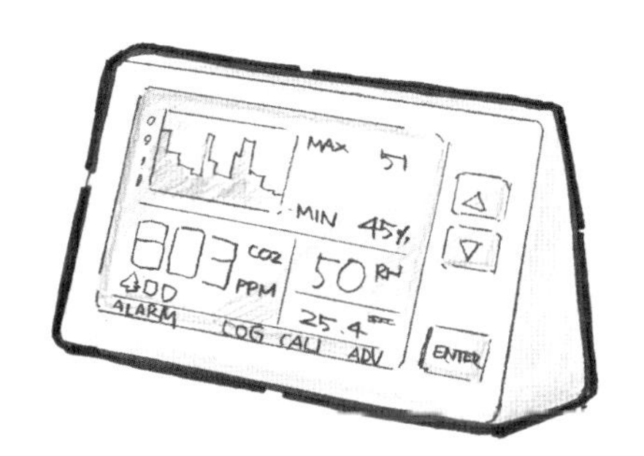

客観的な対策

三密環境の改善

オフィス環境や店舗では「三密」を避けることは重要です。しかし、実際にはどの程度が「密」と呼べるのか、きちんと客観的な記録に残せる形での対策が求められます。

■ CO_2 濃度と三密

オフィスや店舗に、どの程度の人数が入ったら「密集」とするのか、客観的に把握するのは難しいかもしれません。大きなオフィスと小さな店舗、どちらが三密でしょう。厳密には比較できませんが、CO_2 濃度をチェックすることによって、その目安とすることができるでしょう。現在さまざまな CO_2 モニターが市販されており、通販などでも手軽に入手可能です。オフィス環境内で CO_2 を計測すると、人の数によって、即座に反応するのが分かります。

■ CO_2 濃度と建築物

法令*1 では建物の CO_2 濃度を 5000ppm 以下を許容限度*2 とし、1500ppm を推奨、目標値としては 1000ppm としています。また建築基準法でもシックハウス対策として建築物内の換気設備等が義務付けられています。

■ CO_2 濃度の測り方

まず、早朝、誰も来ていないオフィスの CO_2 濃度を測り、人が出勤して増えていく状況と、CO_2 濃度の変化を見ます。部屋のどの場所で高くなっていくか、記録します。そして、屋外の CO_2 濃度を測り比較します。この差によって、人の密度の変化を数値で把握することができます。

火を使う暖房や厨房などは CO_2 が高くなりますが、これと人の呼気などによる CO_2 の上昇とを区分けして考えましょう。

■ CO_2 濃度の１日の変化（例）

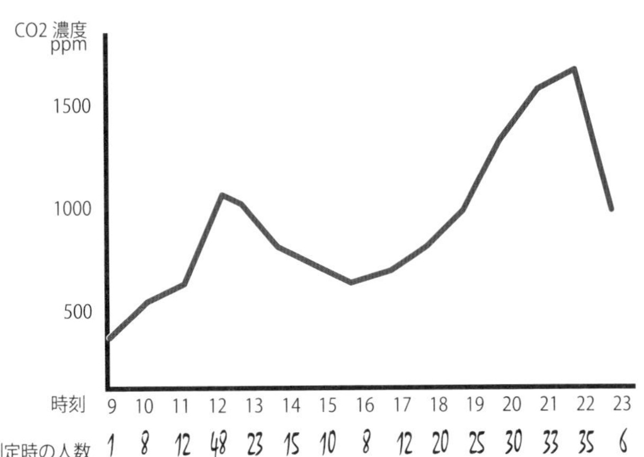

■ 風の流れを知る方法

窓を開けていなくても、オフィスや店舗内では微かな風の流れが起こっています。これは、その場の温度変化や建築物の構造など、さまざま々な理由によって起こるものですが、線香や蚊取り線香などに火をつけて、その煙の揺らぎを見ることによって把握できます。線香を部屋の入り口、窓のそば、部屋の奥、机の下、天井近くなどに持って行き、煙の流れを見て、その室内でどのような風の流れができているのか記録してみましょう。風の流れが全く起きない死角のような場所もあることが分かります。

■ 線香による風の流れの把握

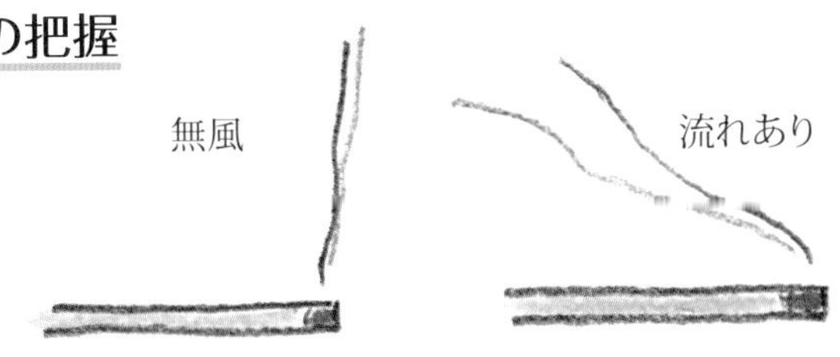

■ 換気の悪い場所の把握

オフィスや店舗の中では、換気の状態はどこも一定ではありません。ドアの開け閉めや空調、窓の位置、温度差などで微かな風が起こっていますが、この風の流れに取り残される「死角」ができてきます。オフィスや店舗のいろいろな場所でCO_2濃度を測ってみます。特にCO_2濃度の上がる時間に行なってみると、場所によって濃度の違いがあるのが明らかになります。
店舗やオフィスの図面を用意し、そこに測ったCO_2の値を書いてゆきます。同時に、風の流れを矢印で記載します。これによって、CO_2濃度の高い場所にどのような対策を講じてゆけばよいかが分かってきます。

■ 店舗内の風の動きとCO_2濃度（例）

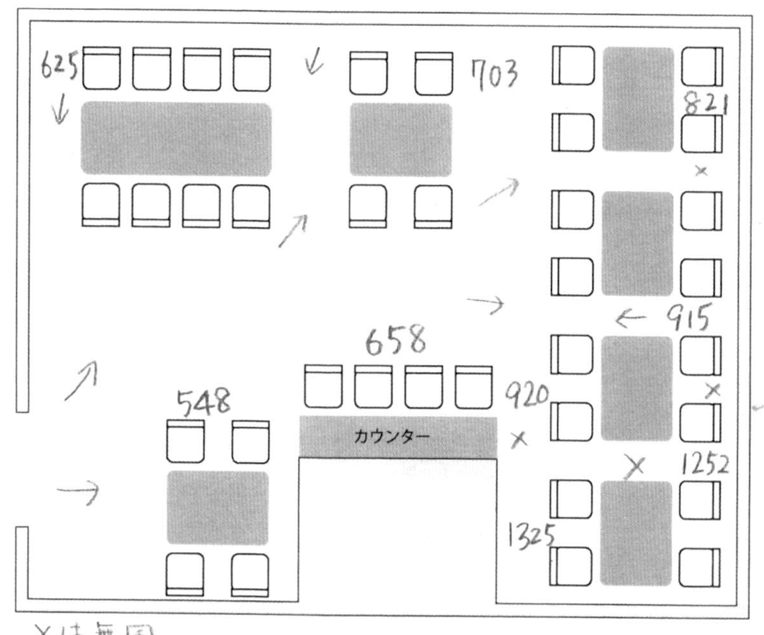

■ 三密を回避する具体策

オフィスや店舗の中の空気の動き、CO_2の濃度によって、その室内のどの部分の換気が他の部分と比較して良くないかが分かります。
例えば、ドアを１センチ開けるだけで、空気の流れを変えることができます。小さな窓や扇風機、換気扇などによって大きな流れを作り、全体の濃度を下げることもできます。この時、どこに置いたらよいかも、室内全体の風の流れを知ることによって、分かってきます。例えば風の出ないオイルヒーターであっても風の流れを作ってくれます。どの位置にどのような流れができるかを知ることによって、人の顔の位置を守ることができるでしょう。
条件によっては窓を開けられない場合もありますが、空調の向きを工夫することで、風の「死角」を作らないようにすることもできるかもしれません。
さらにこの結果から、どうしても CO_2 濃度を解決できない場所の人の人数を減らすなどの工夫ができます。例えば、レストランであれば、そのような場所のテーブルや椅子の数を減らし、濃度が低いところへ移動させるなどの工夫ができるでしょう。

■ 店舗内のテーブルの位置の改善例

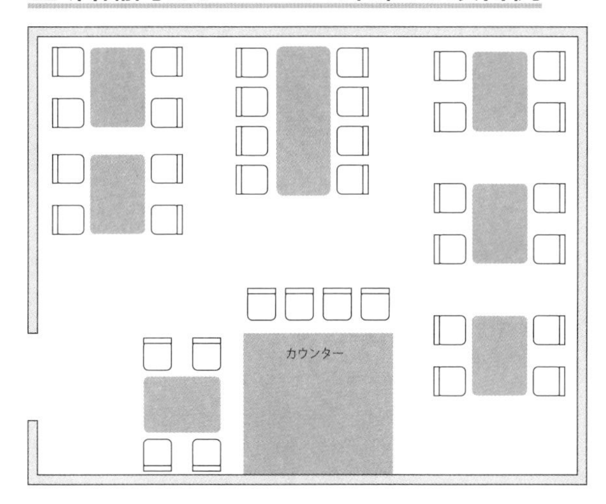

部屋の奥にあった４人用テーブルを３卓に減らし、比較的 CO_2 濃度の低かった入り口と中央に移動させました。椅子の数、その他も変わらず、動線にも大きな変更はありません。

---

*1
事務所衛生基準規則 第二章 事務室の環境管理（第二条－第十二条）中央労働災害防止協会
https://www.jaish.gr.jp/anzen/hor/hombun/hor1-2/hor1-2-36-2-0.htm
（抜粋）事業者は、室における一酸化炭素及び二酸化炭素の含有率（一気圧、温度二十五度とした場合の空気中に占める当該ガスの容積の割合をいう。以下同じ。）を、それぞれ百万分の五十以下及び百万分の五千以下としなければならない。2020 年 12 月 27 日閲覧

*2
ACGIH、日本産業衛生学会許容濃度部会の勧告値、ソ連の許容濃度、日本公衆衛生協会の公害問題に関する答申（1956 年）、日本薬学会協定試験法における普通室内空気試験成績判定基準、文部省学校環境衛生基準を勘案
Ref. 小林陽太郎 , 他（1966）ビルディングの環境衛生基準に関する研究 . 昭和 40 年度厚生科学研究報告書 .

仕事とコロナ

現在、テレワークを進めている企業も多くあります。
でも、全ての仕事にそれが可能なわけではありません。
突然、誰かが出社できない事態になったら。
これからの備えについてもまとめました。

出社できない事態

もし、あなたの家族が発熱をすれば、それはコロナである可能性があります。まず、かかりつけのクリニックや保健所に電話をして、指示を仰ぎ、検査をして陽性であれば、感染が確定となります。あなたが、普通に同居をしていれば濃厚接触者であり、自宅待機をしなければなりません。また、48 時間以内に会った友人が感染者となった場合も同様です。

■ 新型コロナウイルス感染の症状

インフルエンザ、風邪、アレルギーとの違い *1

	新型コロナ	インフル	風邪	アレルギー
せき	●	●	◌	◍
発熱	●	●	○	◍
息切れ	●	○	○	◍
体の痛み	◍	●	●	○
頭痛	◍	●	○	◍
疲労感	◍	●	◍	◍
喉の痛み	◍	◍	●	○
下痢	◌	◍	○	○
鼻水	○	◍	●	●
くしゃみ	○	○	●	●
涙目	○	○	○	●

● 頻繁な症状
◍ 時々見られる
◌ たまに
○ まれに
○ 現れない

出所 : 米国ミネソタ州カーバー郡のホームページ : (https://www.co.carver.mn.us/departments/health- human-services/public-health/health-and-wellness/coronavirus の資料を日本語訳したもの

ある日突然、その友人、もしくは関係者から電話があり、あなたが濃厚接触者となったことが告げられるわけです。オフィスには誰も疑わしい人はいないと思っていた場合でも、出社できなくなる可能性もあるのです。
このような事態は、職場の誰にでも突然、起こる可能性のあることです。どの役割の方が突然出社できなくても、対応できるようにすることが重要でしょう。

● オフィスで注意すべき場所

不特定多数の方が接触する場所が、リスクが高いとされています。

□ エレベーターのボタン
□ ドアノブ
□ テーブル
□ 椅子の背もたれ
□ 電気のスイッチ
□ 電話
□ キーボード
□ タブレット
□ タッチパネル
□ レジ
□ 蛇口
□ 手すり
□ つり革

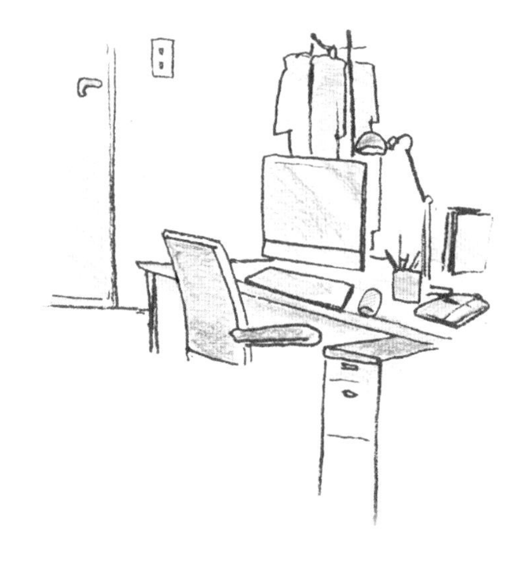

対策

リスクが高いと思える場所のそばに、アルコールスプレーなどをおいて、皆で気をつけたり、こまめに除菌効果のある方法で拭くようにしましょう。やむを得ない時は、ティッシュで触れるようにしたり、肘で押すなどで対応することもできます。

もしもに備える

従業員の感染

もしも突然、誰かが熱を出したなら。このシミュレーションにはいろいろなケースがあります。家で発熱した場合、家で家族が発熱した場合。職場内で発熱した場合。これらのすべてにどうするか整理しておきましょう。

■ 業務の上での対策

常に、以下のような事態が突然、起こるかもしれないことを想定して備えましょう。

■ 濃厚感染者のリスク

従業員やその家族に一人感染者がでると、周囲の多くが自宅待機となります。

● 濃厚接触者の定義

厚生労働省による濃厚接触者に関しては以下のように説明されています。

○ 新型コロナウイルス感染症（COVID-19）感染者が、発病した日の 2 日前に接触した者で、接触の目安を 1 メートル以内かつ 15 分以上の接触した者。

○ 新型コロナウイルス感染症を疑う症状として発熱及び咳・呼吸困難などの急性の呼吸器症状である。これらの症状を中心に、発症した 2 日前から隔離開始までの間を感染可能期間とする。*1

補足

これまで国内では複数の事例調査により、無症状期の患者より感染したと考えられた患者は決して多くは無いと言われています。そのため、無症状期は主要な感染時期ではないと考えられます。また、最近の知見として、新型コロナウイルス（SARS-CoV-2）の環境における残存時間として、プラスチックやステンレスの表面では 72 時間まで、などの情報があります（N Engl J Med 2020, 382:1564-1567）。これらを参考にしつつ、感染された方が発症した日からの時間的経過を踏まえて、環境の消毒を検討するとよいでしょう。例として、感染した方の最後の使用から、３日間より長く経過した部屋であれば、理論的には通常の清掃と、換気をよくする程度で良いと思われます。

● 感染者、濃厚接触者の自宅待機

家族の一人に感染者が出た場合、同居している方は一定の条件を満たしていない限り、「濃厚接触者」となってしまいます。また、訪問介護などを利用していた場合、介護士さえも濃厚接触者となってしまうこともあります。もちろん、職場で長時間仕事を共にしていた方は濃厚接触者に該当する場合が多いと考えられます。

常に、突然、職員が濃厚接触者となる場合に備えておきましょう。

---

*1
積極的疫学調査実施要領における濃厚接触者の定義変更等に関する Q&A（2020 年 4 月 22 日），国立感染症研究所感染症疫学センター
https://www.niid.go.jp/niid/ja/diseases/ka/corona-virus/2019-ncov/2484-idsc/9582-2019-ncov-02-qa.html, 2020 年 12 月 27 日閲覧

参考
新型コロナウイルスに関する Q&A（一般の方向け）, 厚生労働省
https://www.mhlw.go.jp/stf/seisakunitsuite/bunya/kenkou_iryou/dengue_fever_qa_00001.html#Q3-3

厚生労働省の Web ページからの抜粋 :
濃厚接触者は、新型コロナウイルスに感染していることが確認された方と近距離で接触、或いは長時間接触し、感染の可能性が相対的に高くなっている方を指します。必要な感染予防策をせずに手で触れること、または対面で互いに手を伸ばしたら届く距離（１m程度以内）で 15 分以上接触があった場合に濃厚接触者と考えられます。発症２日前から入院等をした日までに接触のあった方々について、保健所が調査（積極的疫学調査）を行ない判断します。濃厚接触者と判断された場合は、保健所の指示に従い、14 日間は健康観察を行ない、不要不急の外出は控えてください。
また、濃厚接触者についても原則検査を行なう方針としています。https://www.mhlw.go.jp/content/000635506.pdf
詳しくは、濃厚接触者と判断された際に、保健所から伝えられる内容を確認してください。

■ 職場での感染者への対策

● コロナ対策リーダー

誰がいつ、感染するかは分かりません。各部門内で最初に対応する人を１人決めておきます。その方が感染者となった場合の代行の方も決めておき、その連絡先、連絡方法なども全員で共有します。
対策リーダーは、もし、連絡があった場合の部門内外の連絡網なども制作しておきます。

● 感染者が出た場合の連絡先の確認

職場に一番近いクリニックや保健所などをあらかじめ調べて、そのようなことが起こった時に、どのように対応すればよいか、相談しておきます。同時に、その連絡先を共有できるようにしておきます。

● 隔離室の準備

隔離室はもし、誰かに感染が疑われる場合、待機していただく室です。入室者は他との接触を避け、携帯電話などでコミュニケーションを取ります。ゆえに、隔離室には携帯電話の充電器や体温計などを準備しておく必要があります。
ある程度十分な広さのある仮眠室などが確保できる場合は、その部屋に体温計や携帯の充電器などを用意しておきます。広さが確保できない場合は、カーテンやパーテーションなどで仕切り、他の者と接触しないような構造にします。また、トイレや退社までの動線も配慮し、できれば他の人と分けるようにします。また、その使い方などを全員で共有しておきます。

- □ 体温計
- □ 消毒用アルコール
- □ 携帯の充電器
- □ マスク、フェイスシールドなど
- □ 水（ペットボトル）
- □ タオル、毛布など
- □ 入り口への掲示板（使用中　入室厳禁：ノックのこと等）
- □ 簡易トイレなど

なお、隔離室には感染が疑われるとした方が入るわけですが、PCR検査等の結果が出るまで、感染しているのかどうかは分かりません。この部屋は除菌を行なった後、原則的に閉めておき、発熱が疑われた場合、誰でも安全に使用できるようにしておきます。

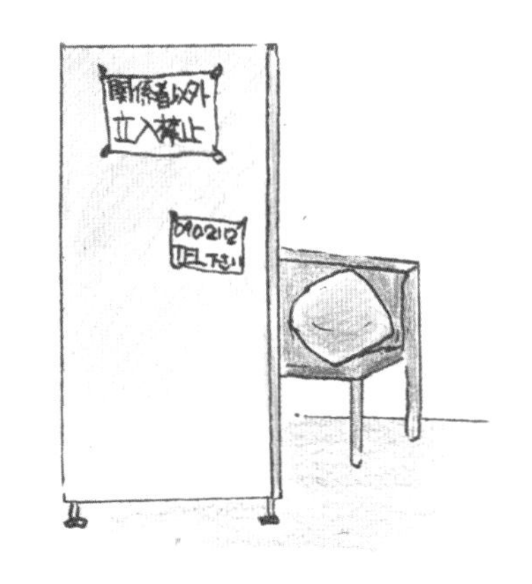

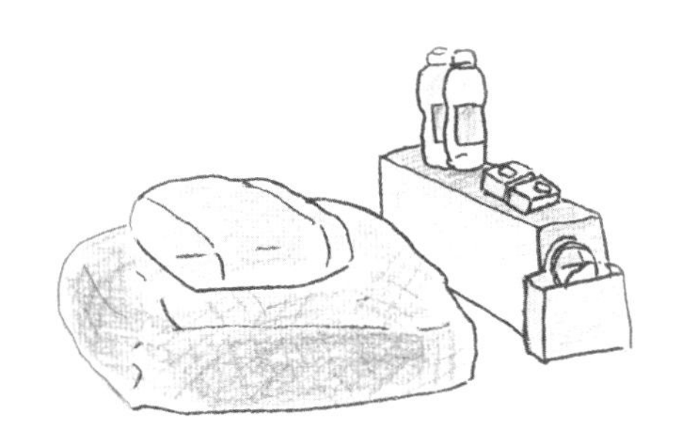

入り口には必ず、不用意に誰かが入らないよう、張り紙をしますが、入室者のプライバシーに十分配慮した形にしなければなりません。
その他、一連の対応すべてを本人の了解と、部門全体のコンセンサスを取った形で行ないましょう。

連絡網の準備

各自が自分が感染者となった場合に、連絡すべき取引先などのリストアップをします。また、かかりつけ医など相談できる医療機関や自宅の最寄りの保健所などの電話番号などを調べておきましょう。これらの情報は突然、出社ができなくなった時に必要である可能性もあります。自宅からでも指示が出せるように、他の人たちと共有できる形にしておきます。

■ 従業員、及び関係者の感染

単に「感染者が出た」と言っても、業務においてはさまざまなパターンがあります。それぞれに対応できるよう、備えておきましょう。

● 従業員が突然職場内で発熱した場合

もし、職場で熱っぽいなど、異変を感じたら、携帯電話を持って、あらかじめ決められた隔離室に行き、そこで熱を測ります。もしも発熱していれば、携帯電話で自分が所属する部門のコロナ対策リーダーにその旨を連絡します。同時にかかりつけ医、もしくは最寄りの保健所などに連絡をして、指示を仰ぎ、その情報をコロナ対策リーダーと共有します。
対策リーダーは、各部門と情報を共有し、本人との連絡は携帯電話で取るなどします。また、同時に、本人が触れていた場所、周辺のデスク、文房具の他ドアノブやエレベーターボタンなどの除菌を行ないます。

● 従業員が帰社後に発熱した場合

当然、出社はしません。発熱したという連絡が来ることになります。まず、コロナ対策リーダーが関連部門に連絡を取り、保健所などの指示を仰ぎます。また、前日に本人の触れたであろう場所、デスク周辺などの清拭を行ないます。

● 従業員の家族が感染した場合

従業員本人も、検査が陰性であっても、濃厚接触者となるケースが多く、安全であると確認されるまで、概ね 14 日間は出社できません。
このような事態は、誰にでも起こりえます。いつ、自分が休んでも業務に支障がないよう、他の方と常日頃から情報を共有しておくことが大切です。

● 感染者の机や備品等の消毒

感染の報告のあった場合、本人が使用していた備品や施設などの消毒が必要です。まず、本人の机、椅子には、カバー（薄い透明テーブルクロスなど）をかけ、他の人が安易に触れないようにします。コロナウイルスには寿命があるので、（33 ページ ■ コロナウイルスの残存期間のめやす （WHO 他）参照）一定期間を過ぎていれば、それほど感染のリスクは高く無いと考えられます。その期間前であっても適切な方法で、十分な拭き掃除など行なえば、安全です。

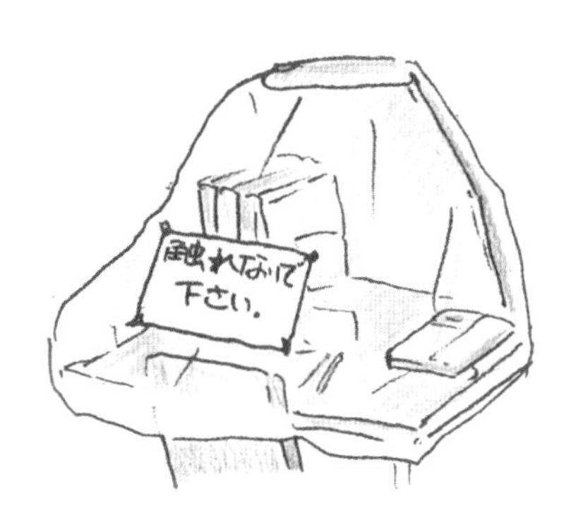

また、エレベーターのボタンやドアノブなど、発覚の数日前までに本人が触れていたと思われる場所は別途、徹底した消毒を行ないましょう。

これらの作業を行なう時は、マスクはもちろん、手袋やエプロンなどをして行ないます。エプロンの使用後は、エプロンの表面が内側になるようにたたみ、ビニール袋に入れて持ち帰るなどしてから、通常の洗濯をして、よく乾かします。

■業務上の対策

従業員に感染者が出た場合、症状が出る 48 時間前に接触した方は、濃厚接触者となる可能性があります。接触の時間、程度などは再度保健所などに相談して確認しますが、まず、業務等において、誰と出会っているか、情報を共有しておく必要があります。

● 勤務状況及び行動表

感染の前、1 週間の行動表を作ります。それをもとに、誰と出会っているか、どこで何時間過ごしたかなど、聞き取りを行ない、接触した人物の連絡先などをリストアップします。本人は、業務関連以外に、プライベートで出会った人のリストアップもおこないましょう。

● 業務の流れの整理と対応策

このように、常にすべての方が突然感染者となる可能性があり、濃厚接触者であっても 14 日間の自宅待機となります。業務の流れを整理して、誰が 2 週間にわたって出社できなくても、業務が円滑に回るように、シミュレートしておきましょう。仕事の形によっては、自宅からテレワークで対応できる場合もあるので、備えておくことが大切でしょう。

■ 今後への備え

今回のコロナに関しては、感染症対策物資が世界中で不足しました。安易な買い占めではなく、計画的に備蓄しておくことが重要です。例えば、一人の従業員が1日1枚のマスクを使用するとすれば1ヵ月に25枚、6ヵ月で150枚必要となります。従業員が40人の事業所であれば6000枚が必要ということになります。まず、業務の形から、何がどの程度必要かをリストアップし、十分な量を準備しておくか、緊急時にすぐに入手できるようにあらかじめ手配をしておきます。さらに、平時から使用した分をその都度補充して、常に一定の必要量を備蓄し、ローリングストックとして確認しておくことが望ましいとされています。

例

消毒剤（アルコール　次亜塩素酸他）

不織布マスク ゴーグル

手袋

ペーパータオル

使い捨て用品を廃棄する容器等

■ 業界団体等によるガイドラインリスト

以下はさまざまな業界団体の発行するガイドラインです。業態による注意すべきことや、対策方法が記載されています。異業種であっても、対策などは参考になる部分があるかもしれません。

公益社団法人全国公立文化施設協会ガイドライン
https://www.zenkoubun.jp/info/2020/pdf/0514covid_19.pdf
全国興行生活衛生同業組合連合会ガイドライン
https://www.zenkoren.or.jp/news-pdf/0514_COVID-19_guideline.pdf
公益財団法人日本博物館協会ガイドライン
https://www.j-muse.or.jp/02program/pdf/coronaguide0000.pdf
公益社団法人日本図書館協会ガイドライン
http://www.jla.or.jp/home/news_list/tabid/83/Default.aspx?itemid=5307
公益社団法人日本動物園水族館協会ガイドライン
https://www.jaza.jp/storage/jaza-news/87oxTZhUgw3uam58DgSHpCaesUO54VknR8zRHmoj.pdf

一般社団法人日本ホテル協会ガイドライン
https://www.j-hotel.or.jp/uploads/jhotel-admin/3729ece1a25771a8e66bb4b8bad8c239-1.pdf
特定非営利活動法人日本エステティック機構
一般社団法人日本エステティック振興協議会ガイドライン
http://esthe-npo.lekumo.biz/blog/files/_3_0_202015031518.pdf
日本コンパクトディスク・ビデオレンタル商業組合ガイドライン
http://www.cdvnet.jp/modules/information/index.php/pdf/20200514_guideline.pdf
一般社団法人日本旅行業協会（JATA）
一般社団法人全国旅行業協会（ANTA）ガイドライン
https://www.jata-net.or.jp/virus/pdf/2020_newviruscrrspndncguideline.pdf
オール日本スーパーマーケット協会等ガイドライン
http://www.ajs.gr.jp/upimages/pdf/526_1.pdf
公益財団法人日本スポーツ協会
公益財団法人日本障がい者スポーツ協会ガイドライン
https://www.japan-sports.or.jp/news/tabid92.html?itemid=4158
全日本遊技事業協同組合連合会
http://www.zennichiyuren.or.jp/content/files/2020/covid19_guideline.pdf
一般社団法人日本アミューズメント産業協会ガイドライン
https://jaia.jp/wp-content/uploads/2020/05/ガイドラインPDF.pdf
全国麻雀業組合総連合会ガイドライン
https://zenjanren.com/pdf/guide_20200514.pdf
日本書店商業組合連合会ガイドライン
http://www.n-shoten.jp/images/coronavirusguide.pdf
公益社団法人全国学習塾協会ガイドライン
https://jja.or.jp/wp-content/uploads/2020/05/guidelinever.3.pdf
一般社団法人全日本指定自動車教習所協会連合会ガイドライン
http://www.zensiren.or.jp/zenwp/wp-content/uploads/2020/05/65f7cdaa8e74aa7914d5d56a5b204eb1.pdf
一般社団法人日本フードサービス協会
一般社団法人全国生活衛生 同業組合中央会ガイドライン
https://www.maff.go.jp/j/saigai/n_coronavirus/attach/pdf/ncv_guideline-29.pdf

小売業の店舗における新型コロナウイルス感染症感染拡大予防ガイドライン
https://japan-retail.or.jp/pdf/20200514-covid.pdf
トラックにおける新型コロナウイルス感染予防対策ガイドライン
https://www.jta.or.jp/info/coronavirus/guideline.pdf
製造事業場における新型コロナウイルス感染予防対策ガイドライン
一般社団法人 日本経済団体連合会
https://www.keidanren.or.jp/policy/2020/040_guideline2.html
食品製造業における新型コロナウイルス感染症感染拡大予防ガイドライン
一般財団法人食品産業センター
https://www.maff.go.jp/j/saigai/n_coronavirus/attach/pdf/ncv_guideline-51.pdf
新型コロナウイルス感染症対策の基本的対処方針（改正）に基づく 外食業の事業継続のためのガイドライン
般社団法人 日本フードサービス協会
一般社団法人 全国生活衛生同業組合中央会
http://www.jfnet.or.jp/contents/_files/safety/FSguidelineA4_20514_630.pdf
全国銀行協会　新型コロナウイルス感染症　対策ガイドライン
https://www.zenginkyo.or.jp/fileadmin/res/news/news320514.pdf

事業者向け 東京都感染拡大防止ガイドライン
「新しい日常」の定着に向けて
https://www.metro.tokyo.lg.jp/tosei/hodohappyo/press/2020/05/22/documents/11_01_1.pdf
新型コロナウイルス感染症に対応した持続的な学校運営のためのガイドライン，文部科学省
https://www.mext.go.jp/a_menu/coronavirus/mext_00049.html

第４章
社会とコロナ

コロナを防ぐ 10 の方法

1 財布は使わない

お金は不特定多数の人が触れています。昨今は交通系カードなどがあり便利です。

2 ペン等は職場に置いて帰る

ペン等は携帯用と仕事場用、自宅用で使い分けましょう。
その他、家の内と外とで同じものを使わないようにしましょう。

3 服、カバン靴などを工夫

服は家用と外出用を分けましょう。カバンは玄関に置くなど居室に入れないようにし、靴も脱ぐ場所を工夫しましょう。

4 人が密集する場に行かない

三密を避け、止むを得ない場合は、人との距離をとりましょう。移動は徒歩や自転車も便利です。

5 仕事場にはお弁当で

外食やコンビニへ買いに行くなどのリスクが避けられます。外食をする場合はとりわけをせず、自分専用に。

6 携帯、スマートフォンは清潔に

必要以上に触らず、消毒を心がけましょう。

7 不特定多数が触れるものに触れない

エレベーターボタン、ドアのノブ、水道の蛇口など、直接手で触れない工夫をしましょう。ティッシュなどを使うと便利です。

8 家に感染を広げない

帰ったら玄関で服をぬぎ、シャワーなどをあびれば完璧です。医療や介護職の方、家族に高齢者がいる方は心がけたいものです。

9 顔、マスクや眼鏡を触らない

ウイルスは鼻や喉だけでなく、目からも侵入してきます。無意識に顔などに触れないよう、注意しましょう。

10 コンタクトよりも眼鏡で

新型コロナウイルスは眼からも感染する可能性があります。使用する際は手洗いを厳重に。

ソーシャルディスタンス

私たちは、気づかないうちに接近しています。2 メートルが安全だと言われていますが、日々の生活の中で難しいこともあります。電車で並んで立つ、握手をするなどのような距離は安全では無いのがわかりますね。

■ 握手の距離

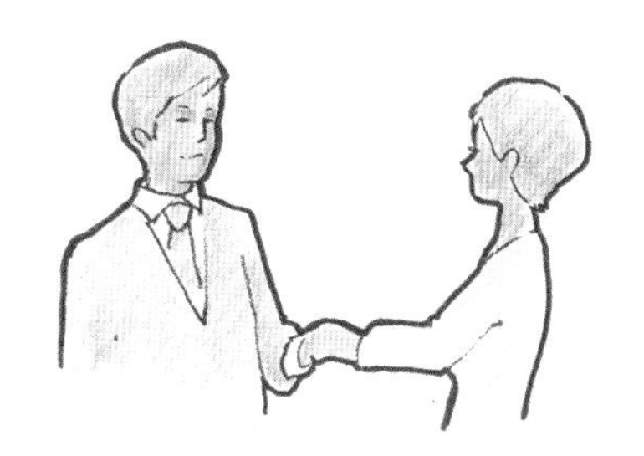

■ 電車の中で

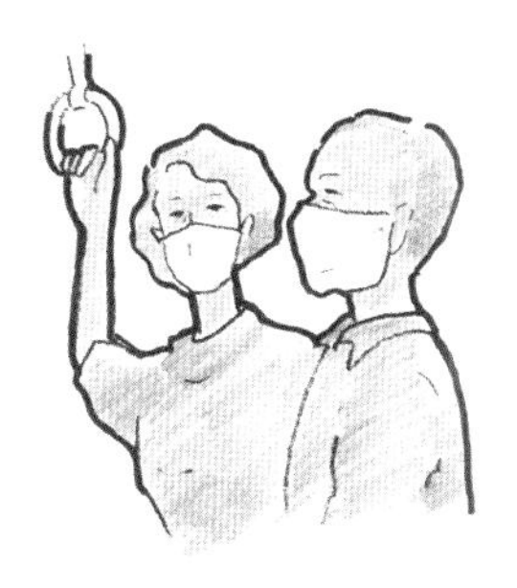

■ テーブルをはさんだ距離

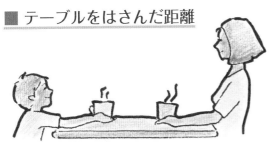

■ 公衆トイレの使用

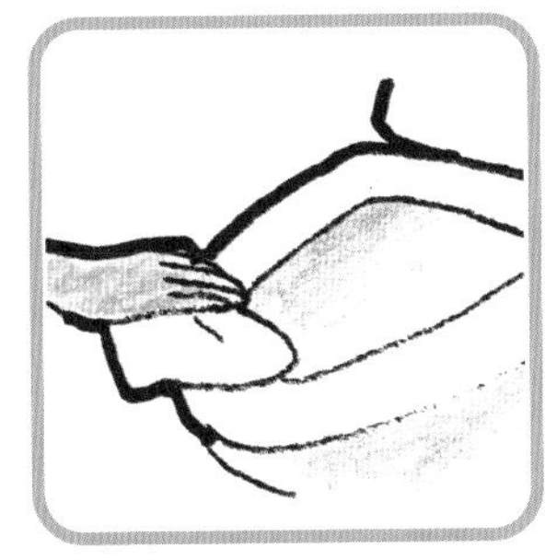

便座は拭いてから座りましょう

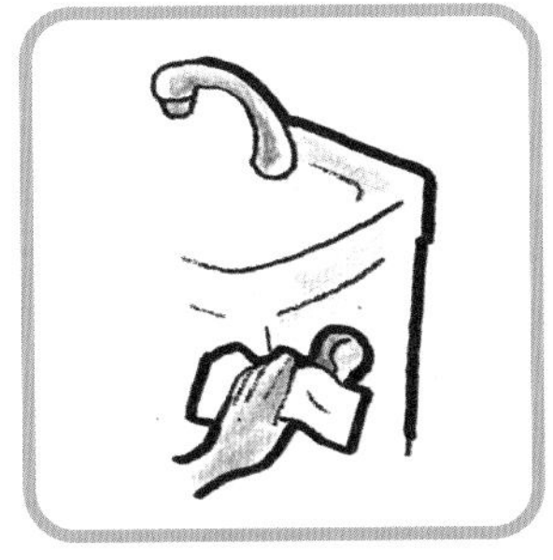

レバーはティッシュなどで回しましょう

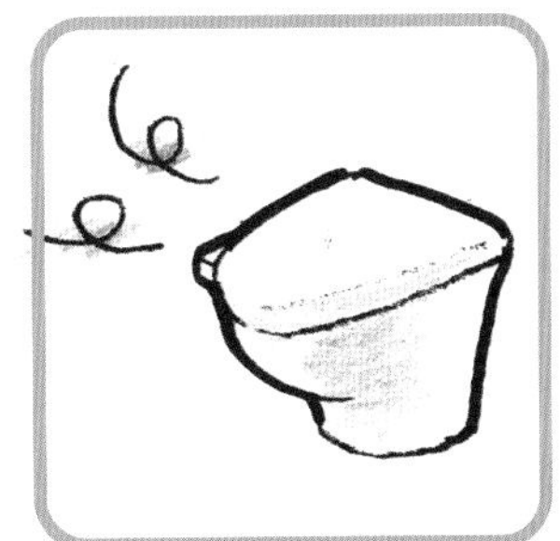

水は、便器のフタを閉めてから流しましょう

ポストコロナの生活習慣

ポストコロナの生活

私たちは毎日、家の中だけにいることには限界があります。仕事や学校だけでなく、買い物にも行く必要があります。もし、社会的に許されるようになれば、旅行もしたいですね。コロナの問題が収束しても、私たちは私たち自身の安全のために、新しい習慣を持ち続けたいものです。

買い物をする時の注意

もし、体調に不安があれば、外出はやめましょう。

- 短時間で終わるように計画しましょう。
- いつもマスクをつけましょう。
- 空いている時間帯に。
- 一人で行きましょう。
- 人との距離を一定に保ちましょう。
- 買う商品以外は触れないようにしましょう。

電車やバスなどでは

できるだけ、徒歩や自転車を利用しましょう。

- マスクをつけましょう。
- 自分の顔、鼻や目などに触れないようにしましょう。
- 人との距離をできるだけ保ちましょう。
- 距離が取れない場合は顔を逸らすようにしましょう。
- カードを使用して券売機の利用は避けましょう。

レジャーの楽しみ方

体調に不安があれば、取りやめましょう。

- 体調に異変を感じたら、取りやめましょう。
- できるだけマスク着けるようにしましょう。
- 手洗いや消毒をこまめに。

- 友人たちとも距離をとって。
- 混雑を避けて行動しましょう。

■ 新しいグルメの楽しみ方

屋外で風を感じながらの食事も快適です。

- お料理は取り分けて楽しみましょう。
- お酒を注ぎあったりするのは避けましょう。
- 友達とは横並びで。
- おしゃべりはほどほどに。

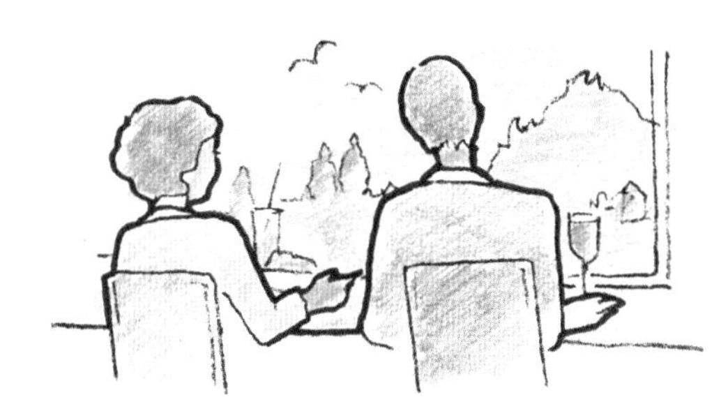

■ スピーディな支払い方法

- コンビニやスーパーなどの支払いはカードが便利。
- 交通機関の使用も券売機を避けてカード。

働く人への
社会的サポート

コロナウイルスによって、多くの事業所などがその運営に関して影響を受けています。これに関して国や自治体はさまざまな支援を行なっており、条件によっては利用可能です。

■国や自治体などのさまざまな支援に関する情報

支援関連の情報を取りまとめたサイトなど

● 経済産業省の情報ページ

経済産業省では事業者、事業継続のためのさまざまな支援や制度の情報配信を行なっています。

い https://www.meti.go.jp/covid-19/index.html

● 厚生労働省による支援ページ

厚生労働省では事業者、事業継続のためのさまざまな支援や制度の情報配信を行なっています。さまざまな支援策をまとめて閲覧できる書類

https://www.mhlw.go.jp/content/10900000/000622924.pdf

● 文部科学省の情報ページ

学生の支援をまとめたページ。

https://www.mext.go.jp/content/20200625-mxt_kouhou01-000004520_1.pdf

東京都支援ナビ

東京都による支援などさまざまな情報をまとめたサイト。
https://covid19.supportnavi.metro.tokyo.lg.jp

新型コロナウイルス関連（都道府県別）

独立行政法人の中小企業基盤整備機構では都道府県別に地域の補助金・助成金・融資の情報をまとめています。
https://j-net21.smrj.go.jp/support/covid-19/regional/index.html

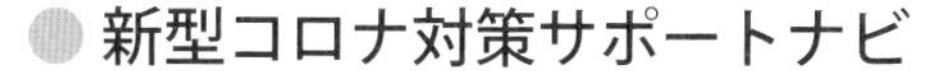

新型コロナ対策サポートナビ

影響を受けている事業者の方々向けに、事業規模ごと、相談内容ごとに支援策が閲覧できるサイト。
https://mirasapo-plus.go.jp/covid-19/

資金繰り支援一覧

事業者の方々への資金繰りを支援。
日本政策金融公庫や商工中金の新型コロナ感染症特別貸付や、信用保証協会のセーフティネット保証、危機関連保証の概要等。
https://www.meti.go.jp/covid-19/pdf/shikinguri_list.pdf

中小企業・小規模事業者向け相談窓口

影響を受けるまたは、その恐れがある中小企業・小規模事業者を対象とした相談窓口で経営上の相談を受け付けています。
https://www.meti.go.jp/covid-19/sodan_madoguchi.html

支援策パンフレット

https://www.meti.go.jp/covid-19/pdf/pamphlet.pdf?20201117

業種別支援策リーフレット

https://www.meti.go.jp/covid-19/leaflet/index.html

在宅勤務の推進

通勤削減や人と人との接触削減のために、中小企業・小規模事業者の皆様が直ちに取り組める内容や支援策をまとめたパンフレット。

https://www.meti.go.jp/covid-19/pdf/zaitakukinmu.pdf

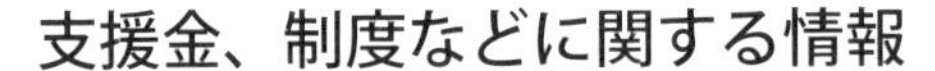

支援金、制度などに関する情報

家賃支援給付金

売上の減少に直面する事業者の事業継続を下支えするため、地代・家賃（賃料）の負担を軽減する給付金を支給します。

https://www.meti.go.jp/covid-19/yachin-kyufu/index.html

持続化給付金

事業者に対して、事業の継続を支え、再起の糧となる、事業全般に広く使える給付金を支給します。

https://www.meti.go.jp/covid-19/jizokuka-kyufukin.html

IT 導入補助金特別枠

テレワーク導入など IT 導入補助金の「特別枠」についてのパンフレット。

https://www.meti.go.jp/covid-19/pdf/it-hojo.pdf

テナント家賃の支払いの支援する制度

テナント家賃の支払いに充てることのできる制度です。

https://www.meti.go.jp/covid-19/pdf/yachin_shien.pdf

個人事業主・フリーランス支援

個人事業主・フリーランスへの配慮を求める発注事業者への要請について。
https://www.meti.go.jp/press/2019/03/20200310007/20200310007.html

個人等に対しての支援

子育て関連の支援

コロナウイルス対応に係る子育て世帯等への支援のまとめページです。
https://www8.cao.go.jp/shoushi/shinseido/taiou_coronavirus.html

住居確保給付金（家賃）

休業等で住居を失うおそれが生じている方々に一定期間家賃相当額を支給します。
相談コールセンター
0120-23-5572 ※ 9:00~21:00（土日・祝日含む）
https://www.mhlw.go.jp/content/000614516.pdf

心のなやみの相談

保健師・精神保健福祉士等の専門職が、面接や電話等によりお悩みの相談を受け付けます。
https://www.mhlw.go.jp/kokoro/support/mhcenter.html

第５章
コロナの現実：ケーススタディ

コロナウイルスと戦う人たち

介護施設スタッフとその家族の物語

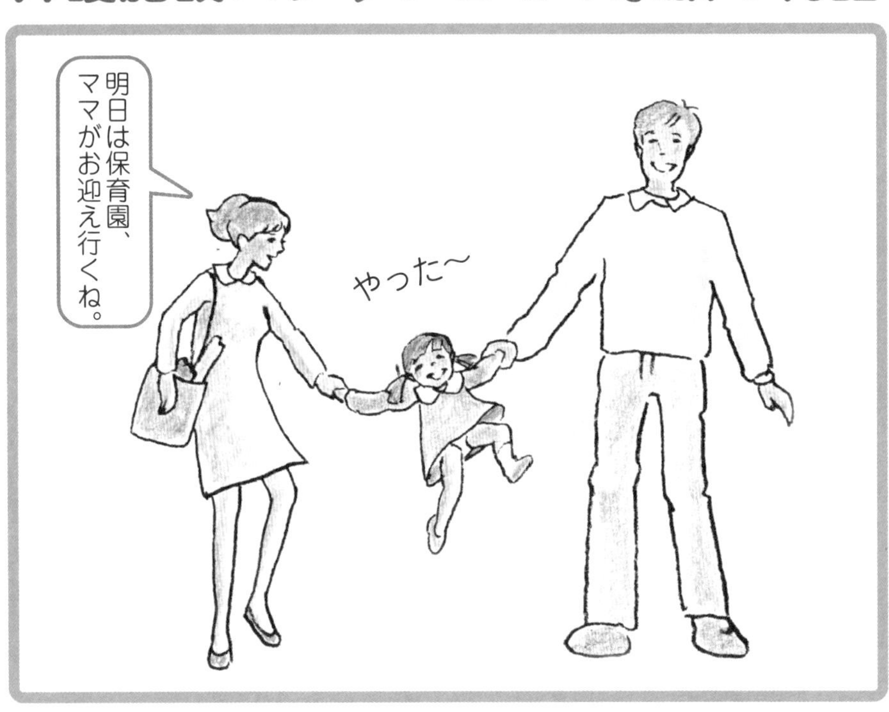

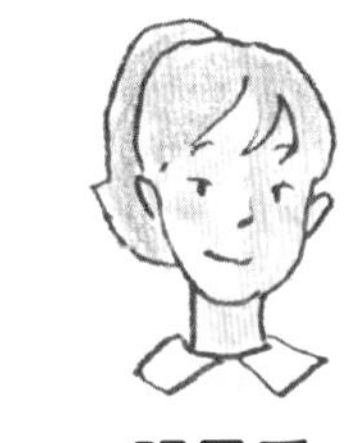

明日香

青空デイケアサービスのヘルパー。実家は島根県。

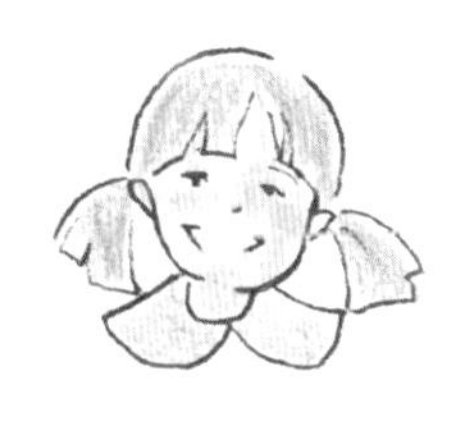

メイ

青空保育園
チューリップ組。

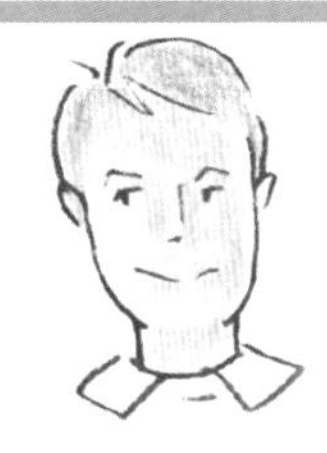

駿二

趣味はアウトドアの元気なパパ。青空リネンのスタッフ。

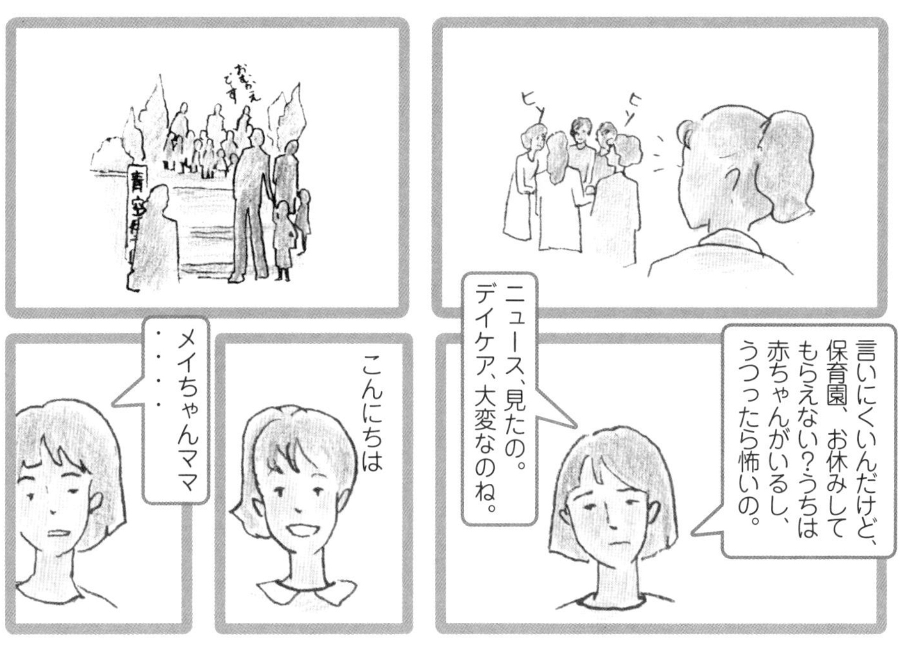
メイちゃんママ・・・
こんにちは
ニュース、見たの。デイケア、大変なのね。
言いにくいんだけど、保育園、お休みしてもらえない？うちは赤ちゃんがいるし、うつったら怖いの。

明日香がヘルパーとして働いている、青空デイケアでは、この日、８名もの感染者が出たとして、クラスターの発生と報道されていた。もちろん厳重に感染防止対策をしているが、それでも明日香自身、不安なのは確かだった。

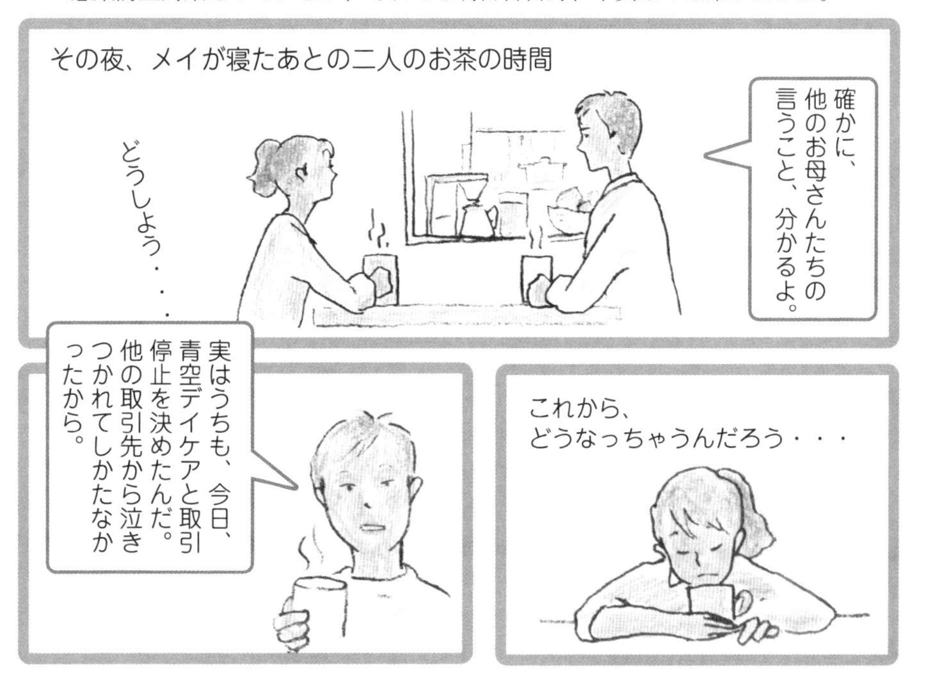
その夜、メイが寝たあとの二人のお茶の時間
どうしよう・・・
確かに、他のお母さんたちの言うこと、分かるよ。
実はうちも、今日、青空デイケアと取引停止を決めたんだ。他の取引先から泣きつかれてしかたなかったから。
これから、どうなっちゃうんだろう・・・

結局、メイを
遠い島根のおばあちゃんの家へ
預けるしかなかった。

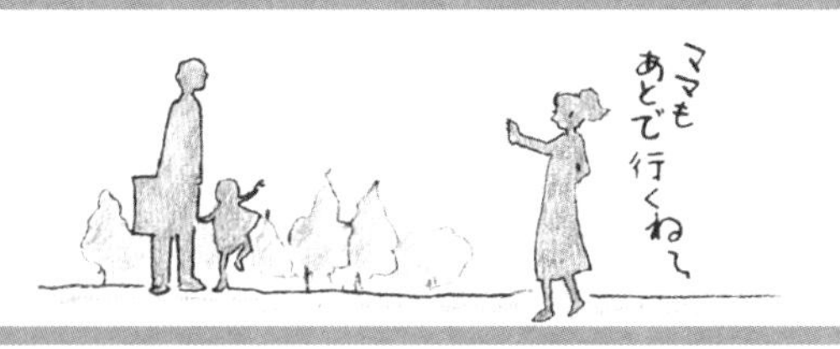

でも、これは、これから始まる地獄のような日々に比べたら、まだ、解決策のある小さな問題にすぎなかった。

駿二が昨夜言っていたことが現実となった。

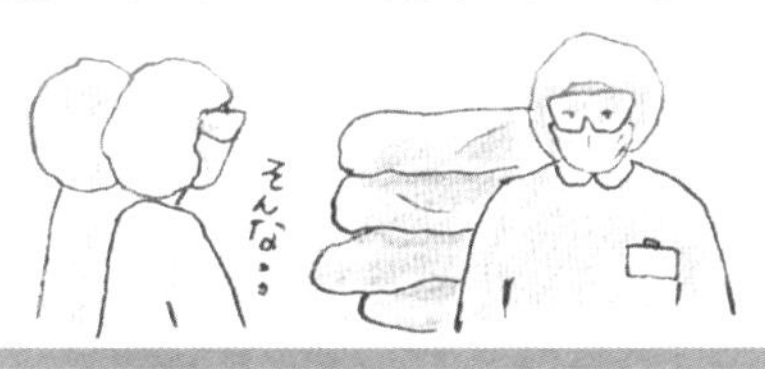
青空リネンさんから取引停止の申し出がありました。これからは私たちでシーツやタオル類を洗わなければならないことになりました。
そんな。。

介護施設の入居者には徘徊などへの対応など特殊なケアが必要な者も多く、受け入れてくれる病院が見つからなかった。

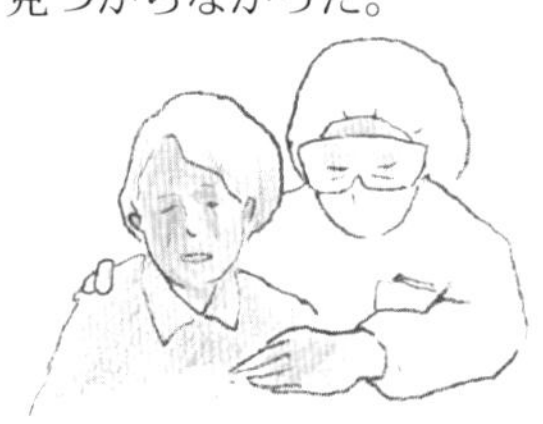

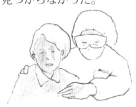

すでに職員は4人も感染し、ただでさえ作業が大変になっているのに、リネン類の洗濯まで行なわなければならなくなった。しかし、代替業者も見つからず、スタッフの補充もできなかった。

施設内はゾーニングされていたが、少ないスタッフではゾーンを超えて作業せざるをえない。感染はますます広がっていった。

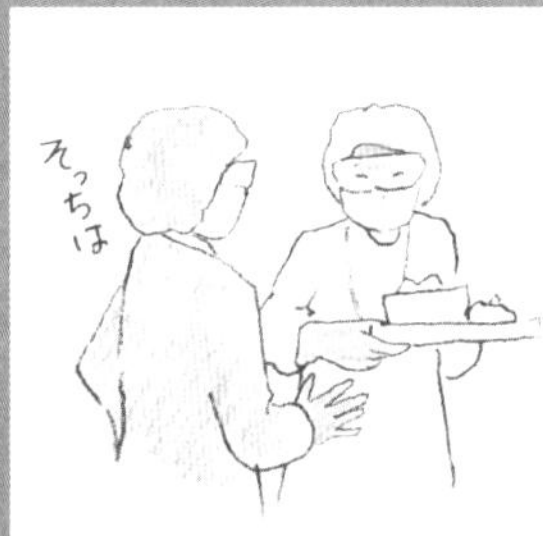

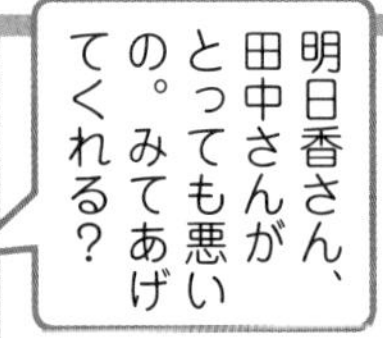

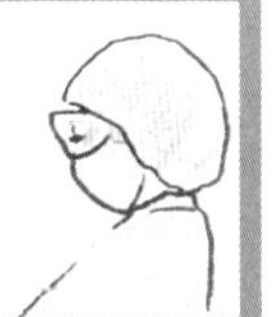

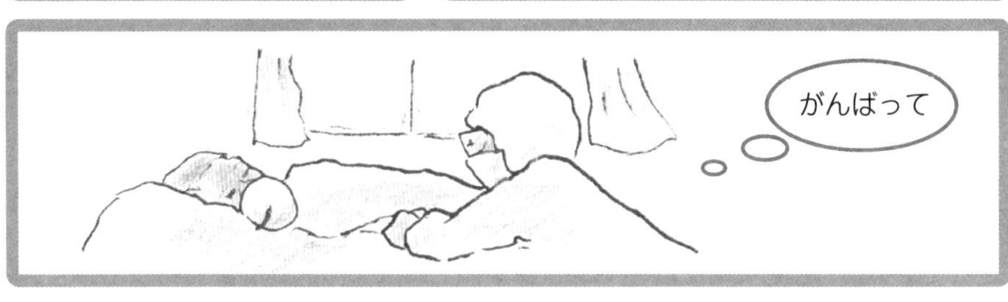

明日香さん、田中さんがとっても悪いの。みてあげてくれる？

がんばって

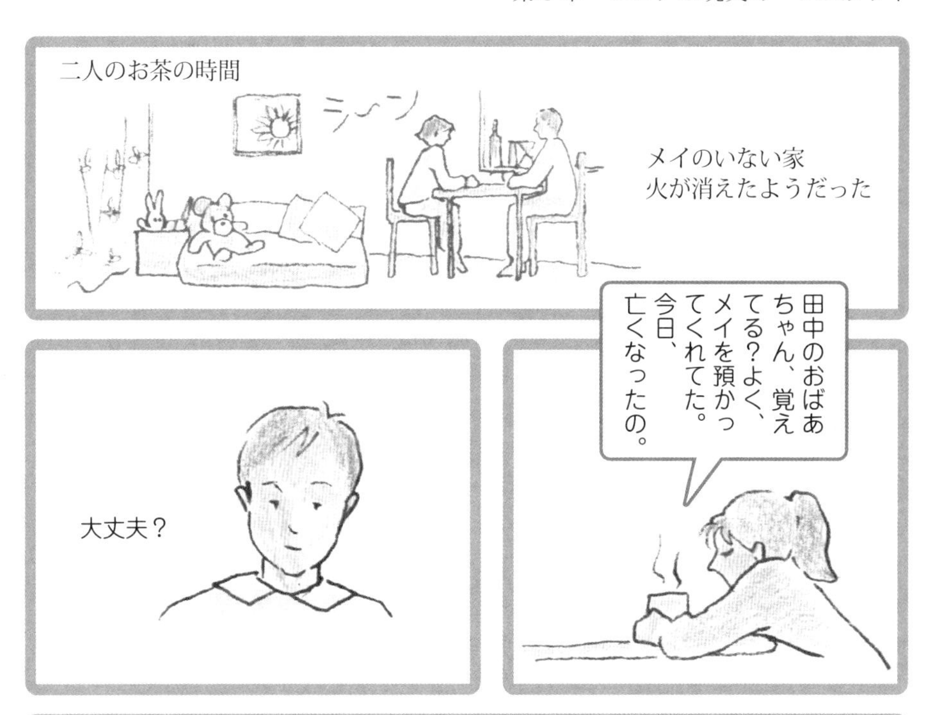
二人のお茶の時間
シ〜ン
メイのいない家
火が消えたようだった
田中のおばあちゃん、覚えてる？よく、メイを預かってくれてた。今日、亡くなったの。
大丈夫？

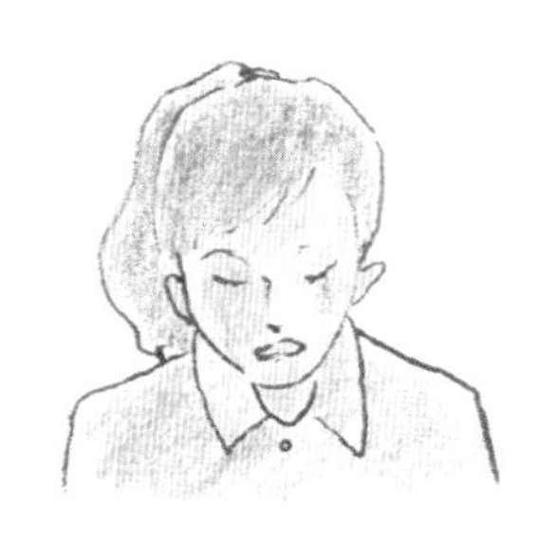
何もできなかったの。
息が苦しそうで、
顔がロウのように白くて、
あんなに、元気で楽しい人だったのに。
何もできなかったの。
手を握っているだけしか。

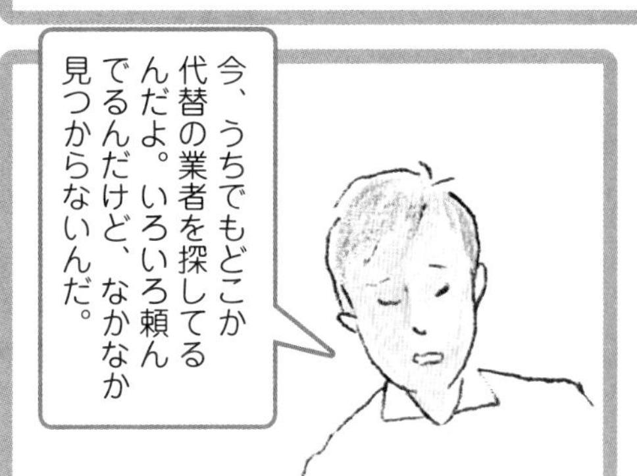
今、うちでもどこか代替の業者を探してるんだよ。いろいろ頼んでるんだけど、なかなか見つからないんだ。

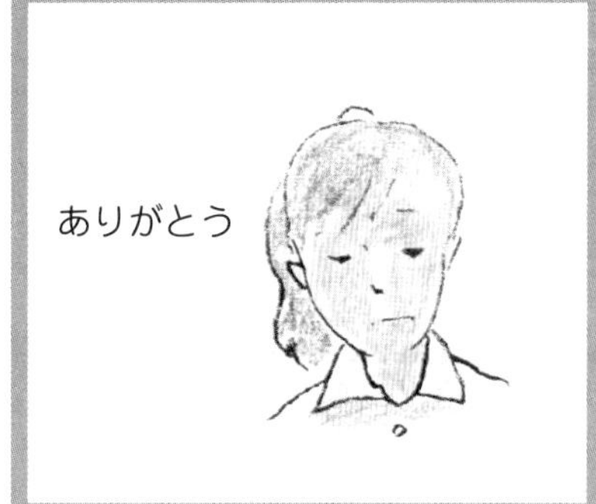
ありがとう

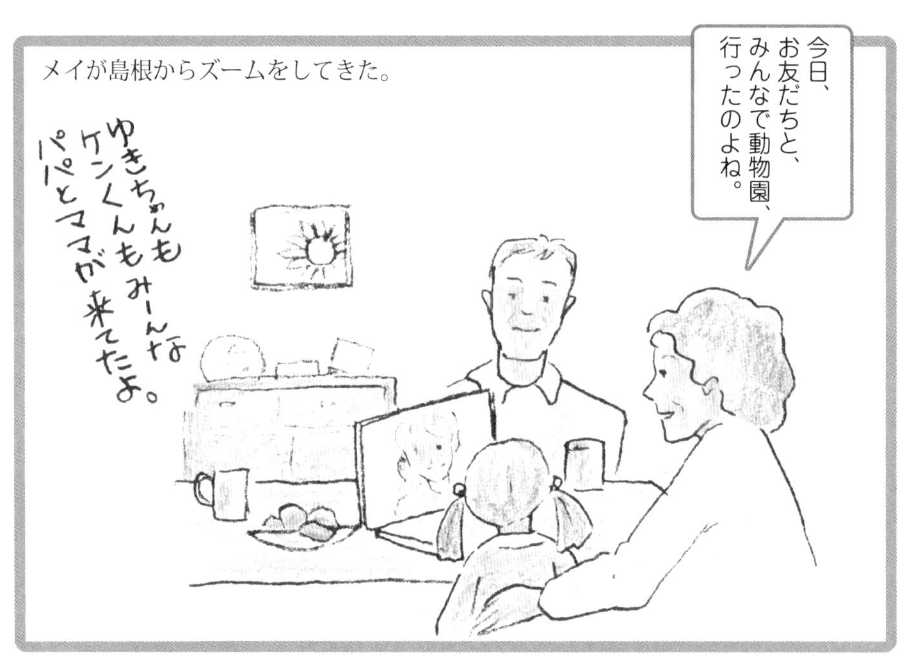
メイが島根からズームをしてきた。
今日、
お友だちと、
みんなで動物園、
行ったのよね。
ゆきちゃんも
ケンくんもみーんな
パパとママが来てたよ。

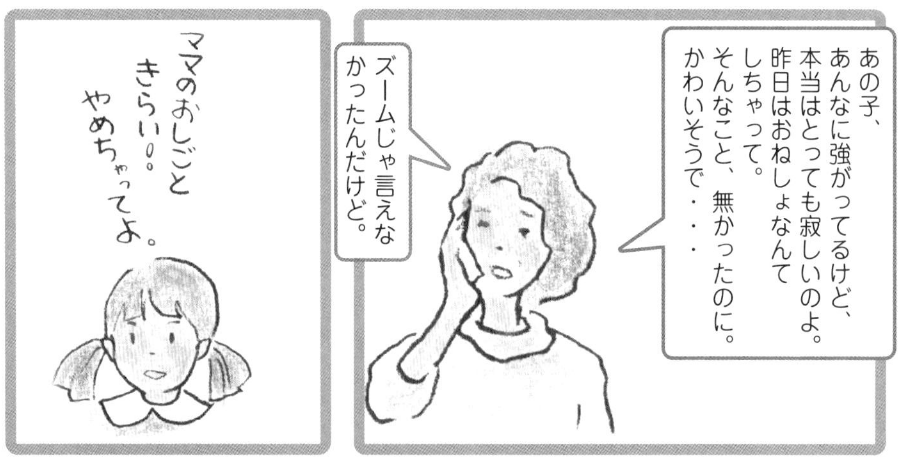
あの子、
あんなに強がってるけど、
本当はとっても寂しいのよ。
昨日はおねしょなんて
しちゃって。
そんなこと、無かったのに。
かわいそうで・・・
ズームじゃ言えな
かったんだけど。
ママのおしごと
きらい!!
やめちゃってよ。

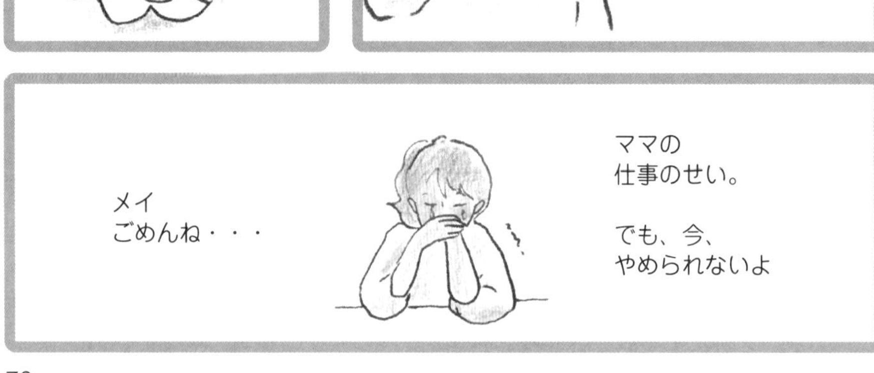
ママの
仕事のせい。
でも、今、
やめられないよ
メイ
ごめんね・・・

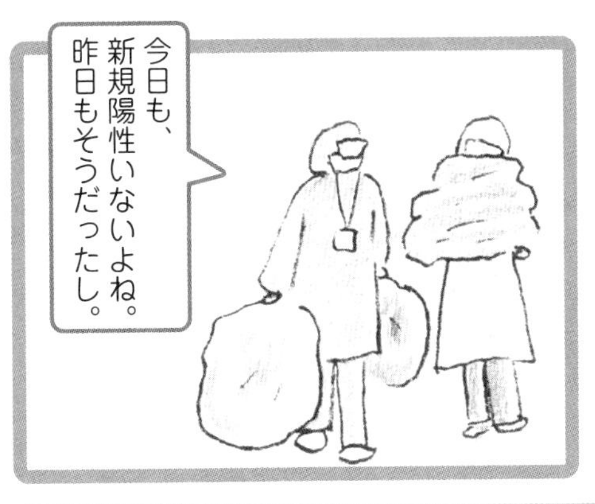

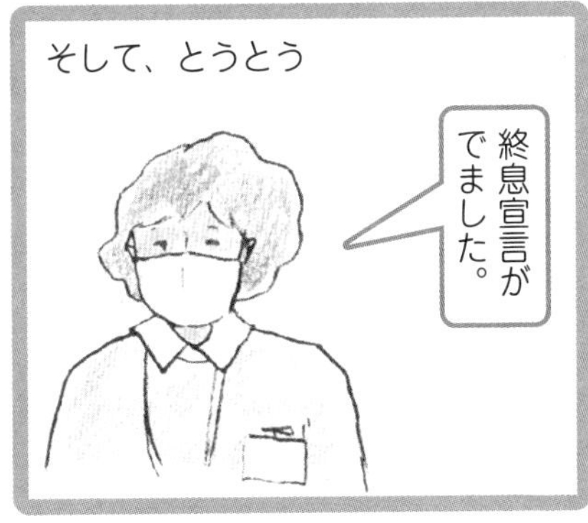

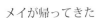

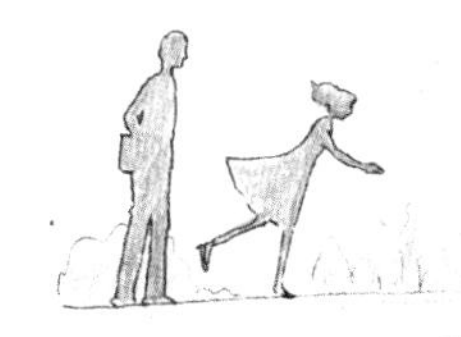

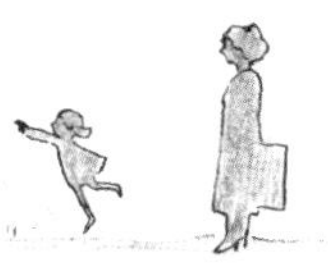

新規陽性いないよね。
昨日もそうだったし。

そして、とうとう
終息宣言が

メイが帰ってきた

生まれてから、
２ヵ月も
ママと離れたのは
初めてだった。

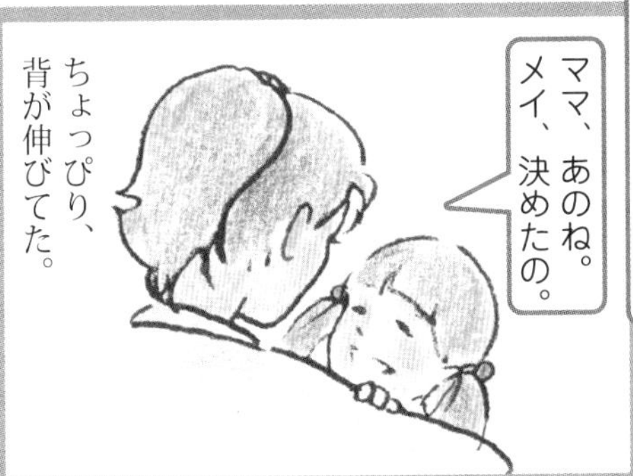

ちょっぴり、
背が伸びてた。
ママ、あのね。
メイ、決めたの。

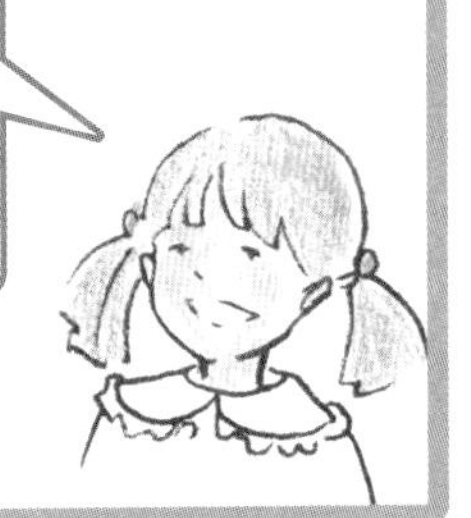

メイも、
大きくなったら、
ヘルパーさんになるの。
でね、
みんなをたすけてあげるの。ママみたいに。

コロナはたくさんの犠牲を要求した。

たくさんの
亡くなった人、
悲しい出来事があった。

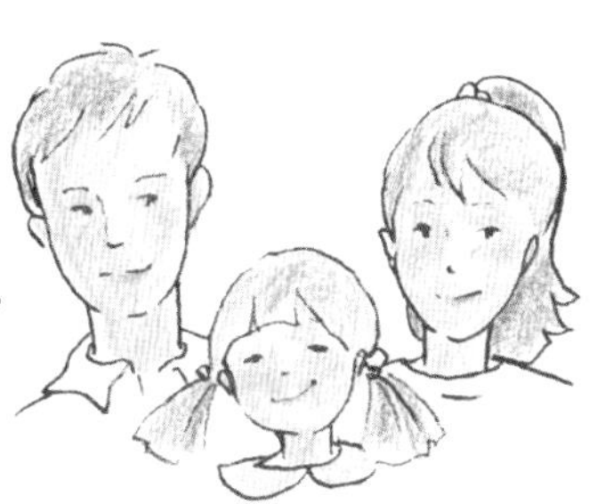

それでも、
私たちは、
生き延びた。
絆は切れなかった。

これからも、
何があっても、
戦っていけると思う。

もしも感染したら

ケーススタディ

私たちは、家と仕事場、学校などを行き来しています。その中のどこかでコロナに触れたら、周囲の全員をウイルスにさらすことになります。
感染していなくても、濃厚接触者となり、自宅から出られなくなります。
それは具体的にどのようなことなのでしょうか。

■ もしも身近な人がコロナにかかったら

もしも、身近な誰かがコロナにかかったら、どうなるのでしょうか。まず、家族は濃厚接触者となり、陰性でも２週間は仕事や学校に行けなくなります。もし、熱が出る前の日に誰かとランチをしていたら、その方も「濃厚接触者」となってしまい、仕事などを２週間も休まなくてはなりません。その間、デイケアやヘルパーを利用していらっしゃる方は途方にくれるしかありません。ここでは、実際にコロナに罹患した女性にインタビューしました。

■ A さんの場合：介護崩壊？

A さんとその家族：
東京近郊在住。夫と子供が２人の４人家族。上の子は、中学１年生、下は５歳で保育園に通っています。夫婦とも都内にある会社で働いていますが、A さんは車で通勤しています。
A さんは毎朝出勤前に、近くに住んでいるお父さんのところに、朝ごはんなどの支度に行き、毎日来る介護士さんにバトンタッチしていました。たまたま、この前日は介護認定などの相談があり、朝早めにお父さん宅に行なって１時間ほどの打ち合わせをしました。

当日の状況

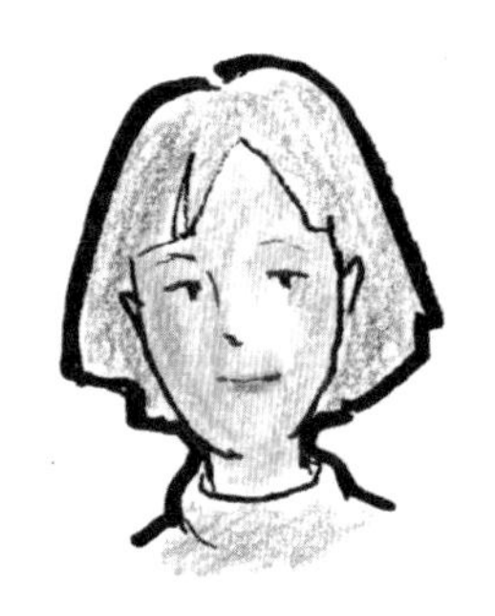

その夜、仕事から帰って体調の異変を感じて、体温を測ると 38.2℃ありました。その日のうちに、勤務先に連絡。次の朝、お父さんの家に行くのは中止しました。近くのクリニックに電話をかけ、指定された時間に受診し、検査を受けると、陽性でしたので、関係していた人等全員に電話で事情を話して対応しました。

友人：　コロナにかかったって、大変でしたね。
A さん：　そうなんですよ。もう、びっくりでした。
友人：　お父さまは大丈夫だったんですか？
A さん：　幸いねえ、父も家族も全員、陰性だったんです。
友人：　熱が出たの？
A さん：　そんなに高くなかったんですけどね。38 度ちょっとが一日か二日。でも筋肉痛やいろんなところの痛みはありましたね。ただ、他によく言われる味とかの変化は無かったんです。
で、PCR を受けたら、陽性。熱が出てから、結果がわかるまで、２日かかりました。
友人：　PCR はどこで？
A さん：　M 市はドライブスルーでできる所があるんですね。PCR は公共交通を使って行っちゃいけないので、車で行きましたけどね。
友人：　車が無い人はどうするんですかね。
A さん：　徒歩か自転車。
母は歩けないので、保健所の人が来てやってくれました。
友人：　陰性でよかったですね。
A さん：　父もそうですけど、同居してる家族がみんな陰性だなんて、すごいかもしれないって思います。
友人：　運がよかったですね。
A さん：　そうなんです。でも、ホントに気をつけてました。
父のところに介護に行なってますからね。
友人：　気をつければ、ちゃんとうつらないってことなんですね。

A さん：　手洗いはもちろんですけど、家の中でもマスクしたり、子供たちにもうるさく言ってましたね。

友人：　うん。それは勉強になるっていうか、すごい。

A さん：　ただ、それからが大変。

友人：　私は毎日父のところに朝の準備をしに行くんです。その後、ヘ

A さん：　ルパーさんと打ち合わせをして、仕事に行くんですけどね、熱の出た 48 時間前に会っている父は当然濃厚接触者。ヘルパーさんは二人に交代で通っていただいているんですけれど、一人は 48 時間以内にお会いしているので、濃厚接触者になってしまいました。

本当はマスクをしていて、万全だったので、正確には「濃厚接触」っていうほどでも無いはずなんですけれど。職業が職業なので、もう、ホント申し訳無いんですけれど、14 日間、自宅に待機していただきました。次の日にいらしてくれるはずだったもう一人の方には速攻で、電話をして、お断りしました。

友人：　それは大変。おじいちゃん、お一人になっちゃうじゃないですか。

A さん：　そうなんですよ。父を一人にしておくわけにいかなくて、本当に困りました。ただ、ラッキーだったのは、偶然、姉が仕事を辞めたばかりだったので、来てくれることになって。

友人：　よかったですね！

ラッキーとしか言いようがないけど。

A さん：　ホントにね。

友人：　でも、もし、お姉さんいなかったら、どうなっちゃうんでしょう。そんな人ばかりじゃないですよね。

A さん：　濃厚接触者のための施設があるみたいです。

でもね、それだけじゃなかったんです。仕事の方も大変でした。同じオフィスにいた５人が皆、濃厚接触者です。気をつけていたとはいえ、ちょうどその頃の１週間、仕事が立て込んでたので、連日会議でしたから。仕事、完全にストップです。もう、どうすりゃ良いんだか。

友人：　大変。

A さん：　まあ、どうにか、オンラインに切り替えましたけれど。

実は、家の方も大変だったんですよ。夫はもちろん仕事に行け

濃厚接触者と感染者

Aさんの場合

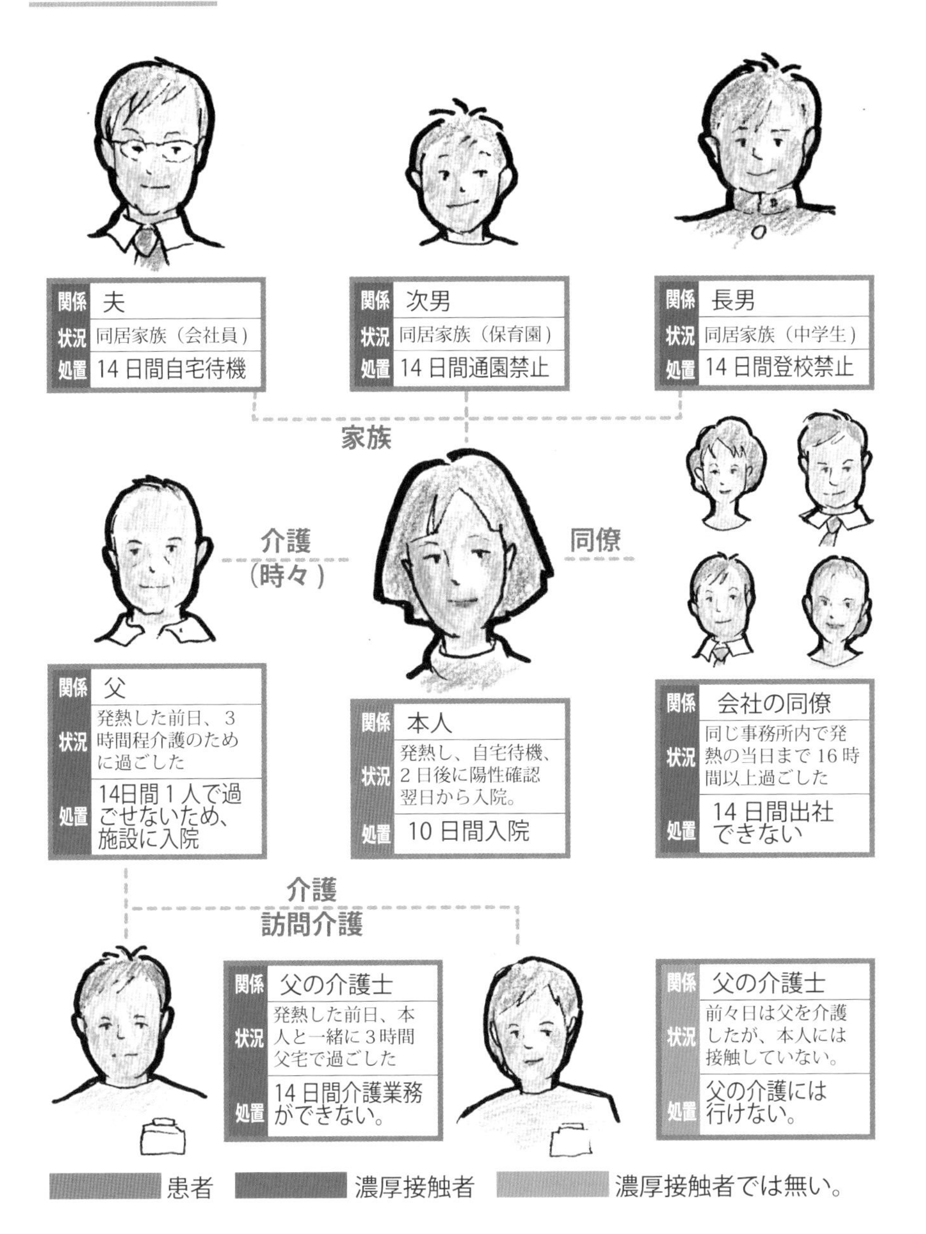
関係 夫
状況 同居家族（会社員）
処置 14日間自宅待機
関係 次男
状況 同居家族（保育園）
処置 14日間通園禁止
関係 長男
状況 同居家族（中学生）
処置 14日間登校禁止
家族
介護
（時々）
同僚
関係 父
状況 発熱した前日、３時間程介護のために過ごした
処置 14日間１人で過ごせないため、施設に入院
関係 本人
状況 発熱し、自宅待機、２日後に陽性確認翌日から入院。
処置 10日間入院
関係 会社の同僚
状況 同じ事務所内で発熱の当日まで16時間以上過ごした
処置 14日間出社できない
介護
訪問介護
関係 父の介護士
状況 発熱した前日、本人と一緒に３時間父宅で過ごした
処置 14日間介護業務ができない。
関係 父の介護士
状況 前々日は父を介護したが、本人には接触していない。
処置 父の介護には行けない。
患者
濃厚接触者
濃厚接触者では無い。

ないし、息子は学校に行けない。これもたまたまですけど、ちょうど中間試験が終わったばかりだったんです。でも、これが少し早かったら、テストが受けられなかったなあと。入試なんかを控えた子なんてどうなっちゃうんでしょうね。下の子も保育園に行けないから、もう、一家全員でロックダウンです。

友人：　その間、A さんは入院されていたわけですね。

A さん：　はい。発熱の２日後に陽性の結果が出て、その２日後に入院。結局 10 日間病院に入っていました。熱が出たのはこの最初の２日だけだったので、本当に軽症だったんですけど。
で、私が入院した２日後に他の「濃厚接触者」さんたちの検査結果が出たんですけれど、幸い、誰も感染していませんでした。でも、陰性だからといって、皆、外へ出ても良いわけじゃなくて、謹慎してなきゃいけなかったんですけどね。陰性でもですよ。

友人：　それにしても、濃厚接触者という人たちが、それほど大変だとは。いえ、言葉では知っていたけど。14 日間っていうのの大変さがピンときていなかったというか。

A さん：　そうなんですよ。もし、誰か介護を受けてる高齢者が感染したら、何人ものヘルパーさんが働けなくなるんですよ。14 日間も！ただでさえ足りないっていう介護士が働けなくなったら、それだけで壊滅的。だって、明日頼めるヘルパーさんがいなくなるんですから。

友人：　これからの問題は、それですね。一人が感染しただけで、その周りの人が何人も 14 日間ロックダウンになってしまう。高齢者の場合、介護士が来れなくなるばかりでなく、その人をどうするか。ただでさえ介護士が働けない状態なのに、施設に入れなくてはならない人も増える。これは大変なことになりますね。

A さん：　そうですよね。理屈では分かっていたんですよ。だからこそ、気をつけてたわけですけれど、想像以上でした。

友人：　自治体なんかでも想定しているとは思いますが。
実際にどこまで対応できるかですね。医療崩壊が問題になっていましたが、これからの問題は、介護崩壊かもしれませんね。

第６章
災害時における感染対策

避難所での過ごし方

大雨や地震、その他思いがけないことが起きて、
職員全員が避難しなければならない時、
どのように対応すべきでしょうか。

● 予測できる災害

台風や気象関連の災害はあらかじめ予測できるものも多くあります。大きな被害が予想されるものは、介護施設などは、強風などの始まる前から避難所など、受け入れを行なう場合も多くあります。早めに考え、計画的に行動しましょう。

● 避難する時

まず、自分自身の安全を第一に考えます。状態が悪くなる前に避難所に到着するのが理想です。周囲の状況を把握して、確実に行き着くことができるか、冷静に判断しましょう。

● 避難所に到着したら

不特定多数の人が集まることになり、必然的に三密の状態を作ってしまいます。災害から身の安全を確保すると同時に、ウイルスからも身を守らなければなりません。

● 自分の場所

避難所には入ってはならない場所があります。むやみに動こうとせず、周りの人に相談しましょう。

● 土足禁止

避難所は感染予防のために、土足は厳禁です。
室内履きにかえましょう。

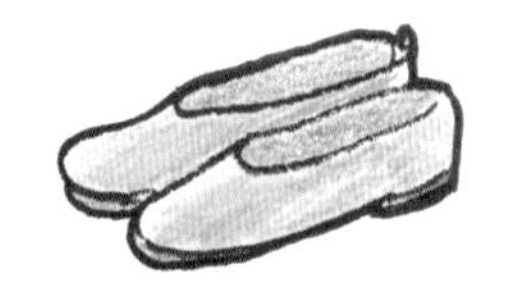

● マスク

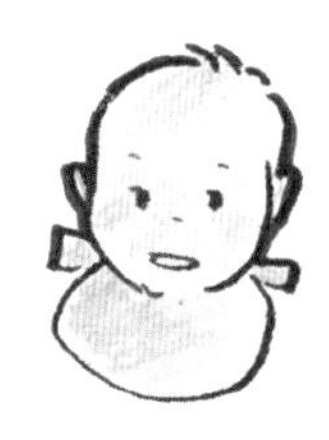

できるだけ常時マスクをしましょう。赤ちゃんなどマスクのできない人たちもいます。皆で協力してふせぎましょう。

● 手洗い

トイレの後、食事の前には、しっかりと石鹸で手をあらいましょう。その他常に、アルコール消毒などをこまめに行ないます。

● 食事

直接､手で食べ物に触れないようにします。おにぎりやパンなど袋に入っているものは、そのまま持って食べましょう。

● トイレ

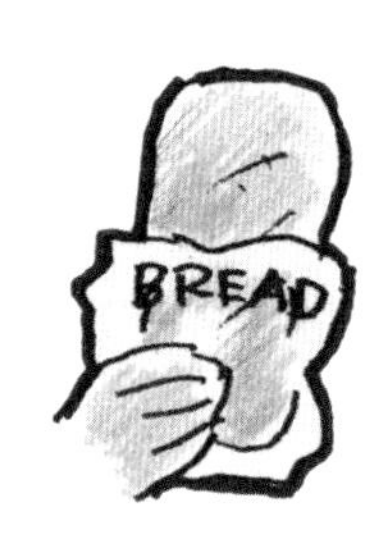

周りの人に声をかけてから行きましょう。
使用する前、後に便座を拭きましょう。
汚してしまったら周りの人に声をかけてください。

● 自分自身のチェック

いつも心にとめておきましょう。

- □ 体温は 37 度を超えていませんか？
- □ 息苦しさがありませんか？
- □ 味や臭いを感じない気がしませんか？
- □ 咳がありませんか？
- □ だるさはありませんか？
- □ 頭痛はありませんか？
- □ 下痢をしていませんか？
- □ 目に不快感がありませんか？

避難所での対応

災害時の感染対策

突然の災害時、従業員が避難しなければならないだけでなく、事業所の施設そのものを、避難所にしなければならない場合もあります。不特定多数が集まることを想定し、全員の安全を確保することが必要となります。

■ 避難確保計画

多くの自治体では「避難」とは「難」を「避」けることであり、安全確保が可能であれば、感染リスクを負ってまで避難所に行く必要は無いとしています。しかし、であるからこそ、的確な避難の判断はこれまで以上に重要となるでしょう。特定の浸水想定区域などでは、あらかじめ避難確保計画を自治体等に提出することが義務付けられています。しかし該当地域以外でも、それらを参考に適切な決断ができるよう、前もって検討しておきましょう。

● 避難の決定に関する参考事例

大規模水害　／洪水・高潮：
巨大台風の襲来や長雨などの兆候により、災害発生前に対応できる時間が確保できるため、入所施設については “広域避難” を基本として、そのタイミングや体制等を決めておきましょう。
内水氾濫：
急な大雨による道路冠水や床下床上浸水で、待避や避難が必要となる場合があります。「いつ」「どこに」避難するかを具体的に決めておきましょう。

■ 避難所に関する情報

東京都他、多くの自治体では、避難所管理運営の指針として、図のような区分を示し、避難所内でゾーニングによる隔離を行なうとしています。

● 避難所の受け入れに関しての想定

自治体の多くでは避難所への受け入れ時に検温や問診を行ない、適切な場所へ誘導することとしています。これらは災害の種類、避難所の物理的な条件によってさまざまであろうと考えられます。要介護者を誘導する場合には、入り口でどのように対処するかを含めて、想定しておく必要があるでしょう。

■ ゾーニングによる隔離

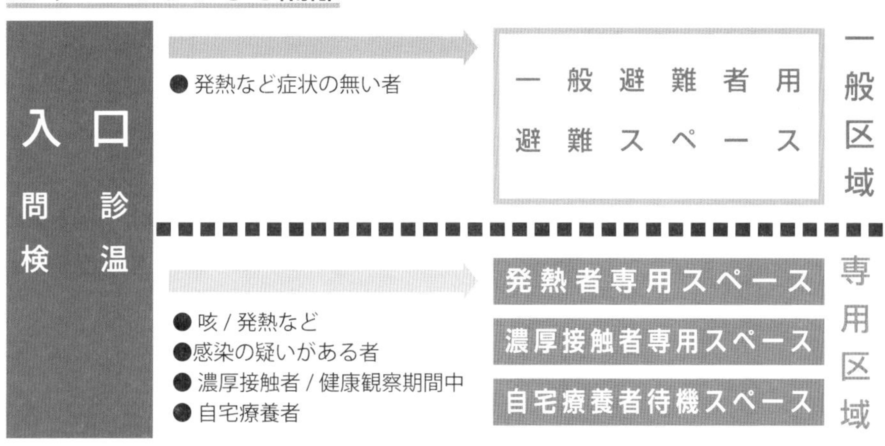

■ ゾーニングによる区分

状態	受け入れスペース	配慮や対策
咳　発熱など 感染の疑いがある者	発熱者専用スペース	健康観察を行ない、緊急性が高い場合は医療機関等に搬送
濃厚接触者 （健康観察期間中）	濃厚接触者専用スペース	症状が出現し、感染が疑われる場合は医療機関などに搬送
自宅療養者	自宅療養待機スペース ホテルなどの療養施設	保健所に連絡。移動に危険が伴う場合や受け入れ施設が確保できない場合は自宅療養者待機スペースで健康観察を行なう
上記以外の 一般避難者	一般避難者用スペース	妊産婦や障害者などの配慮が必要な場合は福祉スペースを設けて受け入れることも考慮

● ゾーニングと対応

感染拡大防止のためには、清潔な領域（一般区域）とウイルスによって汚染または汚染されている恐れがある領域（専用区域）を明確に区分けすることが重要であるとしています。自宅療養者、濃厚接触者、咳・発熱等の感染の疑いがある人が使用する専用スペース等の空間や動線は「専用区域」とし、一般避難者の避難スペース等の空間や動線は 「一般区域」としてゾーニングします。専用区域は、防護具の装着を必要とし、一般区域と専用区域は間仕切り等で区切ることとします。

■ ゾーニングの例

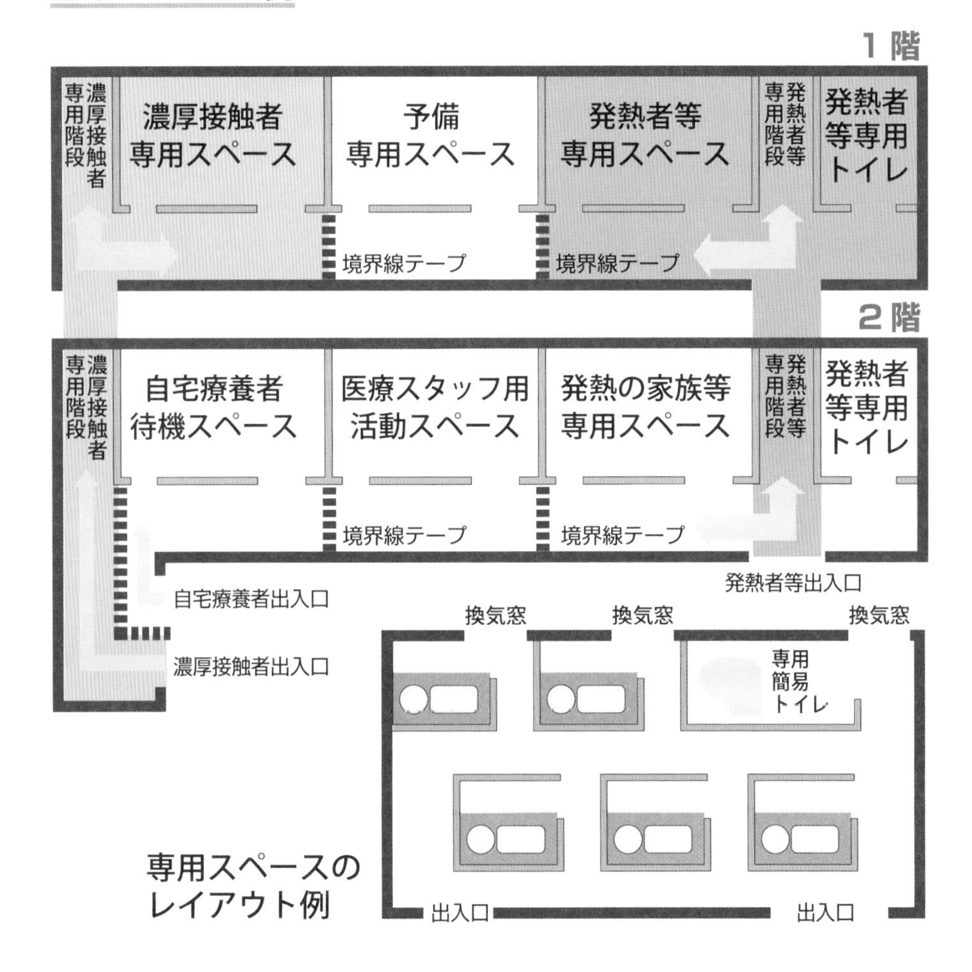

■ 災害に備える：避難所に持っていくもの

避難所にはある程度の必要な物資が準備されていると期待できますが、緊急時でもあり、不足する場合もあります。また、高齢者など特別な配慮を必要とする方もいます。日頃から準備しておくことが必要でしょう。

● 感染症対策物資

自治体などで感染症対策に必要な物資の確保を検討していますが、可能であるならば避難時に携行していくことが望まれるでしょう。

■ 避難所持ち込み用として準備しておくべき物資例

健康管理用	非接触型体温計	記録用紙等
消毒用	石けん 消毒液 (70% 以上エタノール)	ペーパータオル
個人防護具	マスク 使い捨てゴム手袋 タオル 眼の防護具 (ゴーグルまたはフェイスシールド)	ガウン スリッパ 防寒着など
その他	簡易テント ゴミ袋 段ボールベッド 扇風機 (換気用)	簡易トイレ 養生テープ (区画用) 蓋またはペダル付ゴミ箱 パーテーションまたは間仕切り

参考文献　要配慮者利用施設における 避難に関する計画作成の事例集（水害・土砂災害）平成 29 年 8 月， 2020 年 12 月 27 日閲覧
https://www.town.tara.lg.jp/var/rev0/0002/4833/201782915737.pdf

1 浸水想定区域や土砂災害警戒区域内の要配慮者利用施設の所有者又は管理者に対し、「避難確保計画」の作成及び「避難訓練」の実施が義務化された。
要配慮者利用施設の「避難確保計画」作成について，江戸川区 2020 年 12 月 27 日 閲 覧 https://www.city.edogawa.tokyo.jp/e007/bosaianzen/bosai/jijo/hinankakuhokeikaku2019.html
2 避難所における 新型コロナウイルス感染症対策ガイドライン （東京都避難所管理運営の指針別冊）　2020 年 12 月 27 日閲覧
https://www.fukushihoken.metro.tokyo.lg.jp/joho/soshiki/syoushi/syoushi/hinanjo-guideline_COVID-19.files/honbun20200701.pdf

新型コロナの参考書

2021年1月15日　初版

著者　伊藤　博澄
発行　創流出版株式会社
制作　熊本出版文化会館
熊本市西区二本木 3 丁目 1-28
☎ 096（354）8201（代）
【販売委託】武久出版株式会社
東京都江東区亀戸 8-25-12
☎ 03（5937）1843　http://www.bukyu.net

印刷・製本／モリモト印刷株式会社

※落丁・乱丁はお取り換え致します。

ISBN978-4-906897-66-7　C0047